spielen und lernen

Regina Hilsberg

Wenn das zweite Kind kommt

Schwangerschaft, Geburt und erstes Lebensjahr

velber

Bildquellen:
Titelbild: Tom Science / Mauritius
Stefan Arend: S. 116, 119, 126
Michael Bamberger: S. 67, 74, 80
Wolfgang Diedrich: S. 16
Meike Garms: S. 93
Gettyimages / Digital Vision: S. 8, 43
Gettyimages / Eyewire: S. 11
Gettyimages / Photodisc: S. 36, 54, 69, 112, 121, 123, 133
Gettyimages / Stone / R.Olson: S. 70
Marjan Hols Reis: S. 145
Ursula Markus: S. 27, 41, 46, 58, 61, 64, 94, 96, 129, 147; vordere Klappe
Ulrich Niehoff: S. 5, 33, 85, 107
Bernd Schellhammer: S. 13, 23
Scherl / SV Bilderdienst: S. 30
Albert J. Schmidt: S. 26, 31, 76, 130
Hartmut W. Schmidt: S. 18
Heidi Velten: S. 6, 7, 21, 49, 51, 63, 82, 86, 90, 100, 101, 104, 108, 110, 135, 139, 143, 150,154, hintere Klappe, U4
Sibylle Wanders: S. 35

4. Auflage 2009

Velber Verlag

Satz: Petry & Schwamb, Emmendingen
Repro: Meyle + Müller, Pforzheim
Druck und Bindung: L.E.G.O., Italien

ISBN 978-3-86613-402-7

Inhalt

Teil III: Geburt und Wochenbett

Teil IV: Der Alltag mit zwei Kindern

Anhang

Vorwort

Sie bekommen Ihr zweites Kind? Herzlichen Glückwunsch! Oder Sie überlegen, ob Sie ein zweites bekommen wollen? Was soll ich Ihnen als Mutter von vier Kindern anderes antworten als: nur zu!

Das Buch, das Sie hier in den Händen haben, ist ein Buch für werdende „Zweitkind-Eltern". Für Eltern, die eigentlich schon eine Menge wissen über das Kinder-Kriegen und das Kinder-Haben, die sich aber dennoch fragen, ob mit zweien nicht doch vieles anders ist als mit einem.

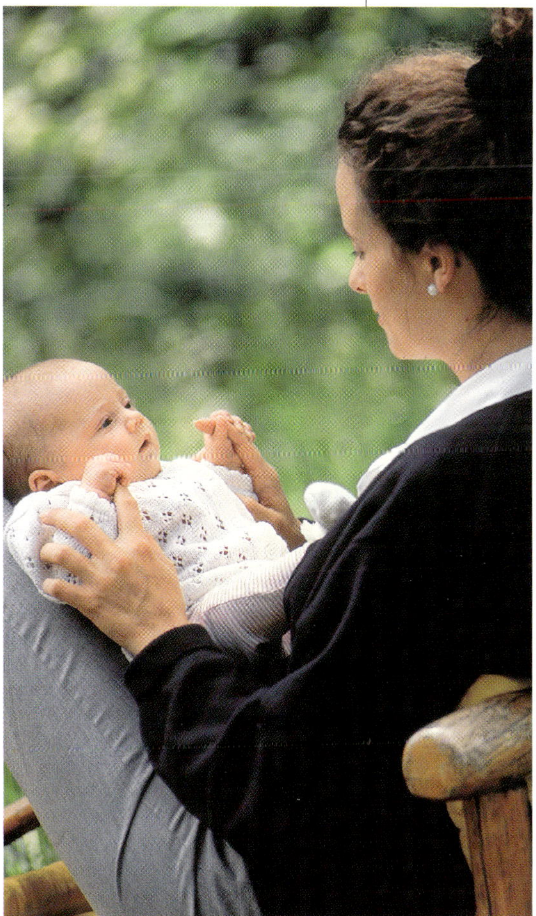

Es gibt tatsächlich eine Menge zu bedenken, wenn die Familie auf einmal nicht mehr aus zwei Erwachsenen und einem Kind besteht, sondern wenn zwei Kinder eine richtige kleine „Binnengruppe" in der Familie bilden. Darüber werden Sie eine Menge in diesem Buch lesen.

Aber es gibt noch einen anderen guten Grund, sich mit diesem Buch ein paar Stunden in einen Sessel zu verziehen: Vielleicht können Sie, wenn Sie in diesem Buch ein bisschen lesen und blättern, Ihrem neuen Kind schon vor der Geburt ein Zimmerchen in Ihrem Kopf und in Ihrem Herzen einrichten. Beim ersten Kind tun das Eltern ganz von selbst, die Gedanken und Gefühle kreisen (fast) unablässig um das Baby, das sich angekündigt hat. Vielleicht nicht gerade am Arbeitsplatz, aber bestimmt in der Freizeit beschäftigen sich Tagträume und Gedanken mit dem Kleinen, mit Lust und Muße werden Babysachen besorgt, Bücher gelesen und Atemübungen für die Geburt gemacht. Der Vater genießt Bauchstreichelstündchen, und die Mutter nicht weniger. Der Platz für das Kind wird eingerichtet – nicht nur im Kinderzimmer, sondern auch in der Vorstellungswelt der Eltern.

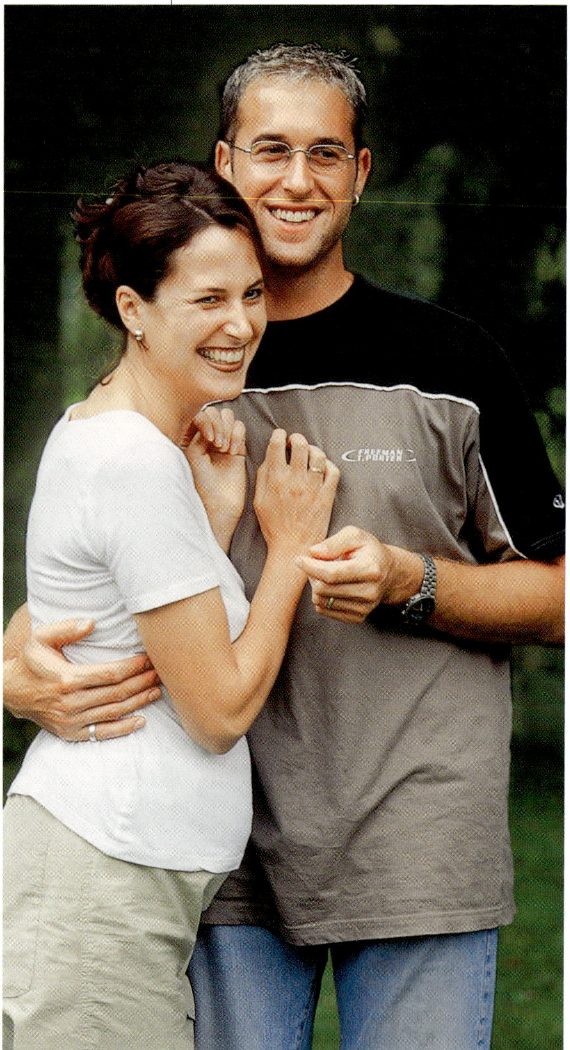

Und jetzt? Haben Sie Zeit und Muße dafür? Zwischen verlorenen Nuckeln, nächtlichen Schnupfennasen Ihres „Großen", zwischen vollgematschten Hosen, stundenlangen Vorleseorgien („Noch mal!"), umgekippten Saftgläsern, in der Sofaritze versteckten Bauklötzen und Zwiebackkrümeln in Ihrem Bett?

Also ich, ich hatte sie nicht. Beim dritten und vierten Kind noch viel weniger. Aber ich hatte den Wunsch danach. Oft mussten fünf Minuten am Abend genügen, um mit den Händen über den Bauch zu fahren und zu spüren:

Da wächst ein neues Kind.

Wenn ich nun dieses Buch schreibe, dann nicht nur, um Ihnen neue Informationen zu präsentieren, sondern auch, um Ihnen diese Hinwendung zu Ihrem neuen Baby ein wenig zu erleichtern.
Um mit Ihnen gemeinsam auch dieses zweite Mal das Wunder zu sehen: Da wächst ein neues Kind.

Und mit dem Zweiten kommen wie beim Ersten zu all den jubelnden Gefühlen, die die Geburt eines Babys begleiten können, meist auch fragende und zweifelnde, kommen Überanstrengung, Schlaflosigkeit, Ratlosigkeit. Auch davon wird in diesem Buch die Rede sein – wenngleich ich Ihnen eine Hoffnung machen kann: Auch wenn Sie jetzt vielleicht zweifeln, ob Sie zwei Kindern gewachsen sein werden, ist es doch die Erfahrung der allermeisten Eltern, dass sie das zweite Kind weniger Anstrengung kostet als das erste.

In diesem Buch werden Sie sehr konkrete Ratschläge finden, aber auch weitgreifendere Überlegungen. Beides gehört meiner Meinung nach zum Leben mit Kindern dazu.

Man kann keinen guten Alltag mit Kindern gestalten, wenn man nicht über praktische Fragen nachdenkt wie:

- Wie schafft man es, ohne Stress mit zwei Kleinkindern Einkaufen zu gehen?
- Kann man ein Baby und ein Kleinkind zusammen baden?
- In welche Kiste werden abends die Legosteine gepackt, damit sie sich nicht in Sofaritzen verkriechen?

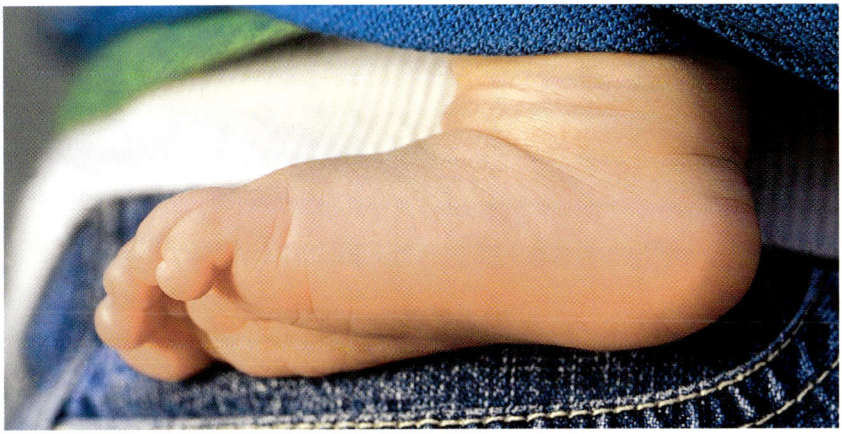

Mir selber drängten sich mit dem Kinder-Haben aber auch noch ganz andere Fragen auf:

- Was bringt mich eigentlich überhaupt dazu, Kinder haben zu wollen? Brauchen Kinder Geschwister? Oder sind vielleicht doch Einzelkinder besser dran?
- Traue ich mir zu, zwei Kinder gleich stark zu lieben?
- Welche Veränderungen muss die Partnerschaft zwischen den Eltern verkraften?
- Wie wichtig ist mir unter veränderten Voraussetzungen meine berufliche Karriere?

Solche Themen werden Sie im ersten Teil dieses Buch behandelt finden, die praktischeren Fragen im zweiten Teil.

In welcher Reihenfolge Sie das Buch lesen, bleibt Ihnen überlassen. Suchen Sie sich zuerst das heraus, was für Sie im Augenblick am interessantesten ist. Auf die jeweils anderen Themen werden Sie in dem Moment zurückkommen, wenn sie für Sie wichtig werden.

Ich wünsche Ihnen eine gute gemeinsame Zeit!

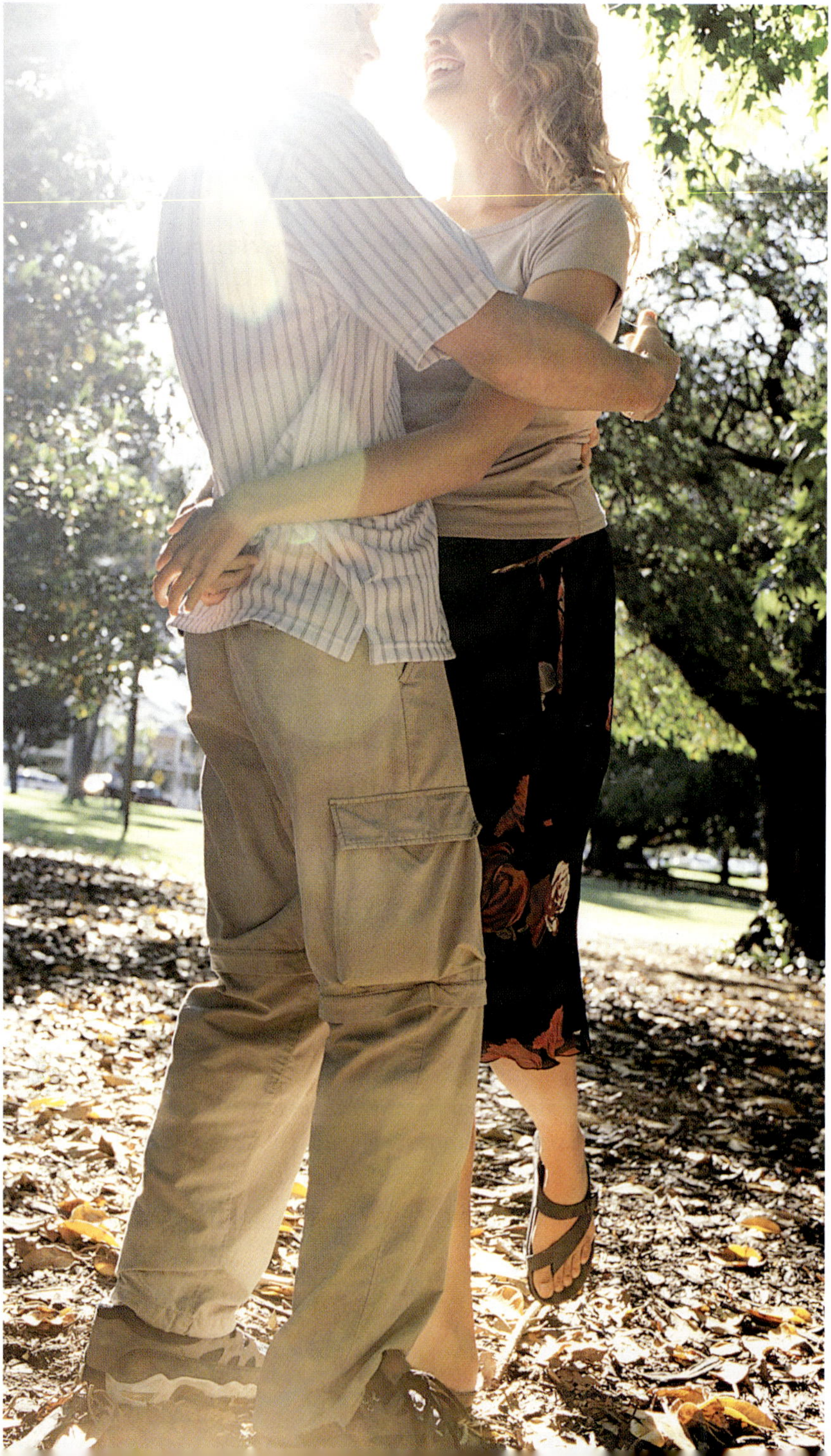

Teil I: Familienplanung

1 Familienplanung – eine neue Chance und ein neues Problem

Zu Zeiten unserer Großeltern wäre ein Kapitel mit einer solchen Überschrift auf Kopfschütteln gestoßen. Familien*planung*? Eine Familie gründete man, dann lebte man in ihr, dann plante man allenfalls noch die Lebenswege der Kinder, aber deren Anzahl? Wer heiratete, rechnete damit, dass Kinder geboren wurden, wie viele, das hing vom Gesundheitszustand der Frau ab und davon, wie heißblütig der Mann war.

In ihrem Buch „Die profanen Stunden des Glücks“ (Renate Feyl, Die profanen Stunden des Glücks, Heyne, München 2002, Seite 246), in dem Renate Feyl das Leben der Sophie von La Roche beschreibt, schildert sie recht drastisch, was das bedeuten konnte. Sophie von La Roche war eine der wenigen berühmten Schriftstellerinnen des 18. Jahrhunderts und Großmutter von Clemens und Bettina Brentano. Als ihre Tochter Maximiliane mit dem zwölften (!) Kind schwanger ist, beschreibt Renate Feyl die Gedanken von Sophie so:

„‚Das zwölfte Kind‘, sagte sie verdrossen zum Himmel blickend und enthielt sich jeder weiteren Bemerkung, weil die Tochter neben ihr stand. Sophie hatte eine stille Wut auf Brentano, der nun schon fast sechzig Jahre alt war und noch immer seinem Potenzdrang freien Lauf ließ, statt auch einmal an die Gesundheit seiner Frau zu denken. Schließlich hatte er in neunzehn Ehejahren seine Frau ausgiebig genossen und konnte ihr auch einmal eine Pause gönnen. Der angenehme Umstand, die vielen kleinen Brentanos ohne die geringste pekuniäre Einschränkung standesgemäß großziehen zu können, war ja noch kein Grund, ihre Anzahl unentwegt zu vermehren.“

Ihre Tochter Maximiliane hat die Geburt dieses Kindes nicht überlebt.

Kinder zu bekommen, galt nicht wie heutzutage als eine Option im Leben von Frauen, es war eine ihrer körperlichen Funktionen, die sie hinnehmen mussten – fast wie den regelmäßigen Toilettengang. Entziehen konnten sie sich dem nur durch Ehelosigkeit oder strikte Enthaltsamkeit.

Wir können uns das kaum noch vorstellen, und doch ist es so lange noch nicht her. Die Möglichkeit, Anzahl und Geburtszeitpunkt von Kindern zu bestimmen, besteht – in Maßen – erst seit der Erfindung des Latex-Präservativs vor etwa hundert Jahren und wirklich sicher erst seit der Verbreitung der Antibabypille Ende der sechziger Jahre des vergangenen Jahrhunderts. Es ist sicher kein Zufall, dass die Anfänge der Frauenbewegung und die Erfindung des Präservativs in etwa gleichzeitig stattfanden. Die Bereiche der Männer – berufliche Karrieren, Kultur und Politik – konnten die Frauen überhaupt erst als für sich erstrebenswert entdecken, als sie wirklich die Wahl hatten, den Gebärhocker mit dem Schreibtischstuhl zu vertauschen.

Vielleicht kann man sich die Tragweite dieser Entwicklung durch ein – zugegebenermaßen etwas extremes – Gedankenspiel verdeutlichen. Stellen Sie sich vor, jemand würde ein Präparat erfinden, das das Essen überflüssig macht. Morgens schlucken Sie eine Pille, das war's. Kein Einkaufen, kein Kochen, keine Mahlzeiten, kein Tischabräumen, keine Spülmaschine, kein Geschirrschrank, kein Getränkekisten-Schleppen, keine Magenverstimmung.

Wäre das nicht geradezu revolutionär? Was man mit der gewonnenen Zeit nicht alles machen könnte!

Ich denke, für die Frauengenerationen, die in den Genuss der aufkommenden Möglichkeiten der Familienplanung kamen, muss sich das ähnlich angefühlt haben. Nicht mehr ein Drittel des Lebens entweder einen dicken Bauch oder ein Kind herumschleppen, nicht ständig Jäckchen stricken, Windeln waschen, Kindernasen putzen, Kinderpopos abwischen, Tränen trocknen, Hosen stopfen … Und selbst Frauen, die das alles dem Dienstpersonal überlassen konnten, waren plötzlich befreit von Kindbettfieber und Blutstürzen …

Angesichts dieser vielversprechenden Aussichten stürzten sie sich in den Kampf um die Jagdgründe der Männer, in denen sie sich nun, befreit vom Zwang immer wiederkehrender Schwangerschaften, als genauso leistungsfähig zeigen wollten – und konnten! – wie die Männer.

Sicher hat die Geschichte das Muster dieser Entwicklung nicht so glatt gestrickt, wie sich das hier anhört. Aber die Grundtendenz ist deutlich. Ich bin mir gar nicht sicher, ob die Frauenbewegung die zunehmenden Freiräume der Frau erkämpft hat oder ob nicht die zunehmenden Freiräume die Frauenbewegung überhaupt erst hervorgebracht haben. Aber wie auch immer: Heute haben wir die Wahl. Und damit auch die Qual der Wahl.

Sicher, was uns erspart wird, dieser Zustand des permanenten Schwanger-Seins, dürfte um einiges schwerer zu tragen sein als die Aufgabe, sich für oder gegen Kinder entscheiden zu müssen. Hätte Maximiliane Brentano das Kondom gekannt, hätte es vielleicht schon Bettina Brentano (spätere von Arnim) nicht mehr gegeben. Aber so ganz ohne Tücken ist dieser Entscheidungszwang auch nicht. Im Kinderaustragen und -großziehen hat die Menschheit jahrtausendealte Erfahrung – im Entscheiden über Sein oder Nicht-Sein von Kindern allenfalls hundert Jahre.

Und es ist auch etwas Seltsames um diese Entscheidungen. Sicher haben auch Sie schon manche Entscheidung getroffen, bei der Sie sich im Nachhinein gefragt haben: Wäre es nicht doch besser gewesen, den blauen statt den grauen Mantel zu kaufen? War es gut, Laborassistentin zu werden, oder wäre Tierärztin doch besser gewesen? Hat es sich gelohnt, die große Wohnung zu mieten? Wäre ein kleineres Auto nicht doch praktischer gewesen?

Man kann diese Fragen mit Ja oder Nein beantworten ohne das Gefühl eines Tabubruchs.

Aber fragen Sie mal: War es gut, sich für Peterchen entschieden zu haben? Wäre es besser gewesen, ihn nicht geboren zu haben? Hätten alle mehr davon, wenn er nicht da wäre?

Das geht nicht. Über Lebensrecht, das mit jedem Leben geboren wird, lässt sich nicht mit Ja oder Nein urteilen. Es entzieht sich vollständig den Maßstäben, mit denen wir in unserem Alltag Entscheidungen treffen. Natürlich kann man sagen, dass eine Familie mit dem fünften Kind überlastet ist, aber das Kind selber für

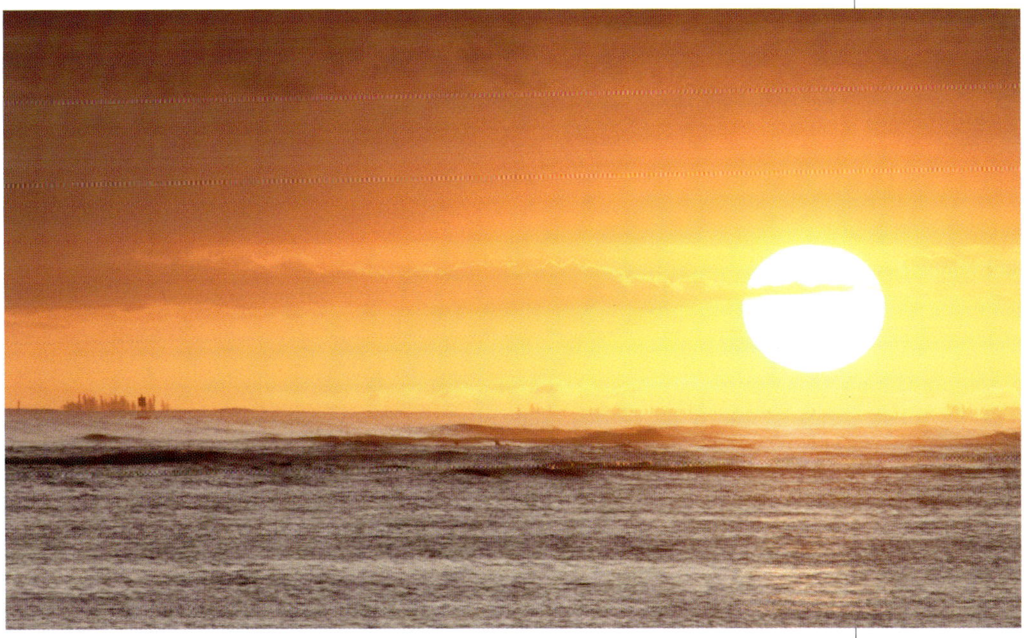

überflüssig zu erklären, ist schlichtweg nicht möglich. Es würde bedeuten, das erste oder zweite Kind dieser Familie für wertvoller zu halten als das fünfte – ein absurder Gedanke.

So können alle Argumente, die für oder gegen das erste, zweite oder dritte Kind sprechen, sich immer nur auf die *Eltern* beziehen, die für eine solche Entscheidung ihre *eigenen* Wünsche und Möglichkeiten zugrunde legen. Im Interesse ihres Kindes sind sie nicht. Kein Kind, das wegen einer zu engen Wohnung nicht geboren wurde, wird Dankbarkeit dafür empfinden – wie sollte es auch?

Wenn Sie nun Ihr zweites Kind erwarten, geht Ihnen sicherlich so allerlei durch den Kopf. Denn in unserer Gesellschaft, in der es nicht mehr selbstverständlich ist, Kinder zu haben, muss man sich zwangsläufig der Frage stellen, *warum* man sie haben will – eine Frage, die sich noch keine Generation vor uns stellen musste.

Ehrlich gesagt, ich glaube selber nicht, dass Sie oder ich diese Frage wirklich für uns beantworten können. Warum wir ja sagen können zu einem neuen Leben, warum wir bereit sind, einen kleinen Menschen in sein Leben zu begleiten, das werden wir nicht erforschen können.

Irgendein kluger Mensch sagte einmal, der einzige gute Grund, Kinder in die Welt zu setzen, sei die Freude am eigenen Leben. Stimmt! Aber warum habe ich denn Freude am Leben? Warum bin ich nicht depressiv wie die beklagenswerte Nachbarin, warum bin ich nicht verbittert wie der unerträgliche Kollege, warum konnte ich mich für einen Lebensweg entscheiden, der Lebensfreude möglich macht?

Das weiß niemand, und das kann man nur dankbar annehmen für sein eigenes Leben.

2 Wir bekommen ein zweites Kind ... weil es natürlich ist

Vorfreude und Bedenken sind die ständigen Begleiter einer Schwangerschaft, egal, ob es um das erste, zweite oder dritte Kind geht. Meist überwiegt die Vorfreude, aber auch die Bedenken sollten nicht beiseite geschoben werden.

Denken auch Sie darüber nach, was eigentlich zum Freuen ist und was Sie ins Grübeln bringt bei Ihrem Kinderwunsch? Es gibt keinen Zweifel: Menschenmütter sind von ihrer Biologie so ausgestattet, dass sie mehrere Kinder bekommen können – und müssen. Warum müssen? Wenn wir einen kollektiven Überlebenswillen jeder Art von Leben auf dieser Erde annehmen, dann müsste jede Frau mindestens zwei Kinder bekommen, um sich selbst und den Vater ihrer Kinder

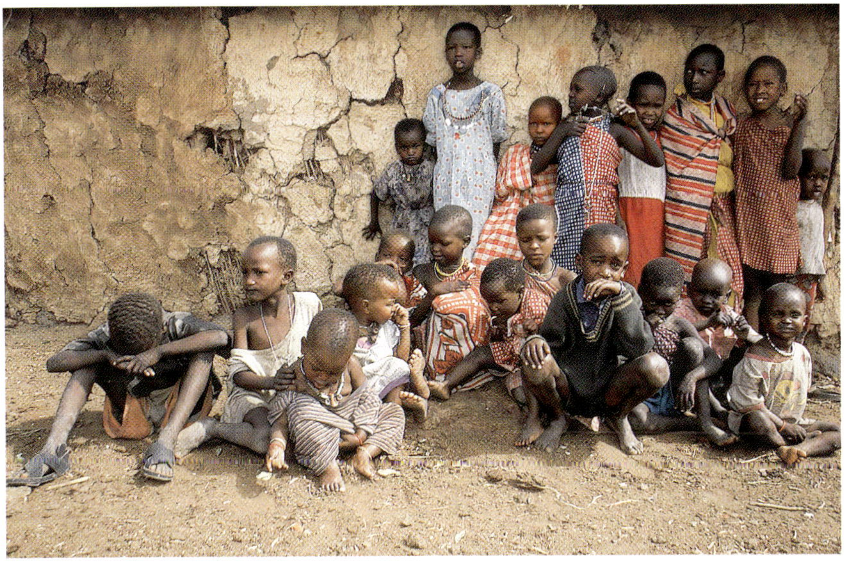

sozusagen zu „ersetzen“. Da nun die Natur nicht davon ausgehen kann, dass jedes Kind überlebt und sich auch jedes Kind wieder selber fortpflanzt, müssten es statistisch gesehen sogar mehr sein. Das klingt gefühllos, aber die Natur ist so. Gerade was die Fortpflanzung angeht, setzt sie allenthalben auf Überschussproduktion: jedes Jahr Tonnen von Eicheln und Kastanien, aus denen höchstens zwei neue Bäume in zehn Jahren werden, Hunderte von jungen Fischen, von denen nur einige wenige ihren Lebenszyklus vollständig durchlaufen, Würfe von zehn Kaninchen, von denen acht den jungen Füchsen als Futter dienen, von denen ihrerseits vielleicht nur einer erwachsen wird.
Ganz so verschwenderisch geht es bei den Primaten, zu denen wir uns ja zählen müssen, nicht zu, aber ganz ohne Überschuss kommt Mutter Natur auch bei uns nicht aus. Und wenn wir akzeptieren, dass unsere inneren Wünsche auch von unseren biologischen Anlagen gesteuert werden, dann müssen wir es als ganz normal betrachten, dass uns der Sinn danach steht, nicht nur ein einziges Kind zu bekommen.

In dem faszinierenden Buch „Mutter Natur“ gibt die amerikanische Soziobiologin Sarah Blaffer Hrdy (Sarah Blaffer Hrdy, Mutter Natur, Berlin Verlag, Berlin 2000) einen weit gefächerten Überblick darüber, wie sowohl in der Tierwelt als auch bei den Menschen, die sie als die am komplexesten entwickelten Primaten darstellt, Mütter ihre Jungen aufziehen. Einen großen Raum nehmen dabei die verschiedenen Handlungsweisen ein, mit denen Mütter die Belastungen entweder verteilen oder verringern, die die Versorgung von zwei Kleinkindern mit sich bringt.

Im Körper der Mutter erweisen sich die Hormone als Wächter darüber, dass ein Baby nicht vor der Zeit ihre Fürsorge mit einem nachfolgenden Baby teilen muss. Wird ein Kind mindestens sechsmal täglich und insgesamt mindesten 80 Minuten gestillt (Hrdy, 2000, S. 235), wird ein Eisprung durch den so entstehenden hohen Prolaktinspiegel unterdrückt, vor allem dann, wenn die Mutter knapp ernährt ist und starker körperlicher Belastung ausgesetzt ist. Damit ist bereits ein Geburtenabstand von mindestens drei Jahren vorgegeben, denn bis das Kind ein so ausgereiftes Gebiss hat, dass es sich von normaler Nahrung ernähren kann, vergehen etwa zwei Jahre. So lange wird es unter Bedingungen, die weder Pürierstab noch Gläschenkost kennen, noch die Muttermilch als Zusatznahrung brauchen. So lange dauert es auch im Allgemeinen, bis ein Kind sauber ist und sicher laufen kann. Erst dann ist die Mutter auch von der körperlichen Belastung befreit, das Kind ständig tragen zu müssen. Es ist dann auch alt genug, sich an der Gruppe der älteren Kinder zu orientieren, der es neugierig folgt und die es auch halbwegs akzeptieren kann. Unsere Kultur betrachtet die Kinder dann als reif für den Kindergarten.

Ein „normaler" Geburtenabstand ist das allerdings hierzulande nicht. Er gilt als großer Abstand, üblicher ist, dass ein jüngeres Geschwisterchen bereits nach zwei bis zweieinhalb Jahren geboren wird, häufig sogar noch früher. Körperlich wird das dadurch möglich, dass bei uns Kinder sehr viel kürzer gestillt werden – wenn überhaupt –, und sicher auch dadurch, dass wir sehr gut ernährt sind und für unseren Lebensunterhalt wenig körperlich arbeiten müssen. Wir schleppen keine Lasten, wir sind nicht gezwungen, unsere Babys ständig herumzutragen, und wer bearbeitet schon Land oder schleppt gesammelte Früchte kilometerweit an den Lagerplatz? Die von der Natur eingebauten Regulierungsmechanismen funktionieren unter unseren Lebensbedingungen kaum noch, auch wenn die Belastung, die die Versorgung eines Babys bedeutet, durchaus nicht geringer geworden ist – vielleicht sogar eher größer. (Hätte Mutter Natur damit gerechnet, dass junge Frauen monatelang mit einem schreienden Kleinkind in einer Dreizimmerwohnung eingesperrt sind, ohne Omas, Tanten und Freundinnen, die sie unterstützen, dann hätte sie vielleicht auch Psychostress als Ovulationsunterdrücker in unseren Organismus eingebaut!)

Umfassend kann ich diese Zusammenhänge hier nicht darstellen, aber man muss es eigentlich auch gar nicht aussprechen: „Natürlich" ist es nicht, nur ein Kind zu haben. Ist man innerlich bereit, in sich Anteile von Primatenverhalten anzuerkennen, muss man auch akzeptieren, dass die eigene Körperlichkeit vorgibt, nicht nur einmal, sondern mehrfach seine Möglichkeiten zur Fortpflanzung zu nutzen. Und da die Natur in der Regel das, was unser Überleben sowohl als Einzelne als auch als Gattung sichert, mit gewissen Lustgefühlen ausgestattet hat, gibt es eigentlich keinen Grund, aus dem zweiten Kind ein Problem zu machen – es ist keines. Das Zweite kann mit derselben Lust gestillt werden wie das Erste, es lächelt auf die gleiche bezaubernde Art wie das Erste, es erwärmt die Herzen der Großeltern und Tanten auf die gleiche Art und Weise, ganz wie das erste Baby auch. Nur die Verwandtengruppe, in die es hineingeboren wird, unterscheidet sich dadurch, dass es bereits erfahrene Eltern hat – sollte das etwa ein Nachteil sein?

3 Wir bekommen ein zweites Kind ... weil wir uns an eigene Geschwister erinnern

Vieles aus meiner Kindheit werde ich nicht vergessen – und das auch nicht: Wie seltsam ich es fand, wenn ich einmal bei einer meiner beiden besten Freundinnen zu einer Mahlzeit eingeladen war. Beide hatten keine Geschwister, ich hatte drei jüngere Brüder. Wie still es bei meinen Freundinnen war, wie langweilig, wie klein die Brotscheiben, und wenn man die Butter von der falschen Seite anschnitt, erntete man einen tadelnden Blick.

Gut, der tadelnde Blick mag auch damit zusammenhängen, dass die Mutter dieser Freundin aus großbürgerlichem Hause stammte und die guten Sitten zu wahren wusste. Aber ihre Tochter achtet inzwischen sicher nicht mehr darauf, dass die Butter nicht verunstaltet wird, sie hat an ihrem Familientisch sieben Kinder zu versorgen.

Auch bei uns kam es zu Löchern in der Butter und zu lautstarkem Rangeln, wer sie zuerst bekam. Die Brotscheiben wurden von einem anständigen Vierpfünder abgeschnitten und das Tischgespräch erreichte zuweilen einen Geräuschpegel, der der feinen Mama meiner Freundin sicher das Entsetzen ins Gesicht getrieben hätte.

Und dann sind da die Erinnerungen an stundenlanges Eisenbahnspielen mit meinem Bruder, an Landschaften im zweigeteilten Sandkasten, an abendliches „Schwätzen", bei dem wir im Geiste in riesenhaften Ozeandampfern auf Weltreise gingen, oder wir sangen Kanons vor dem Einschlafen, wie falsch, das kann ich nicht beurteilen. Oder ich denke an die wilde Jagd um den Tisch, als er mich in den „Knerps" beißen wollte (und auch tat), an den gemeinsamen Canossa-Gang, als er die schöne Vase zerbrochen hatte, an gemeinsame Badeorgien im Solewasser, das so wunderbaren festen Schaum zum Spielen hervorgebracht hatte, ich sehe noch den kleineren Bruder auf mich zu laufen, den ich „nell, nell" aufs Töpfchen setzen musste, und ich spüre noch den ganz kleinen, der sich als Baby an seine große Schwester schmiegte, so gut roch und von allen „Marzipani" genannt wurde …

Und das soll man seinen eigenen Kindern vorenthalten? Undenkbar, es gehört zum Kind-Sein einfach dazu. Jedenfalls, wenn es so schöne Erinnerungen hervorbringt wie meine Kindheit mit drei Brüdern in einem großen Haus mit einem großen Garten.

Es muss wohl auch eine Art Familientradition geben, was die Anzahl der Kinder angeht, ein Gefühl dafür, wie viele Kinder „normal" sind. In meiner Verwandtschaft gibt es sechs große Familien mit drei bis fünf Kindern, nur eine Ein-Kind-Familie und eine mit zweien. Das ist gewiss kein Bundesdurchschnitt und ich denke, es ist auch darauf zurückzuführen, dass das Eintauchen in die Truppe der Geschwister, Cousins und Cousinen ein Lebensgefühl geschaffen hat, das eine reich bevölkerte Kinderwelt einfach für normal hält.

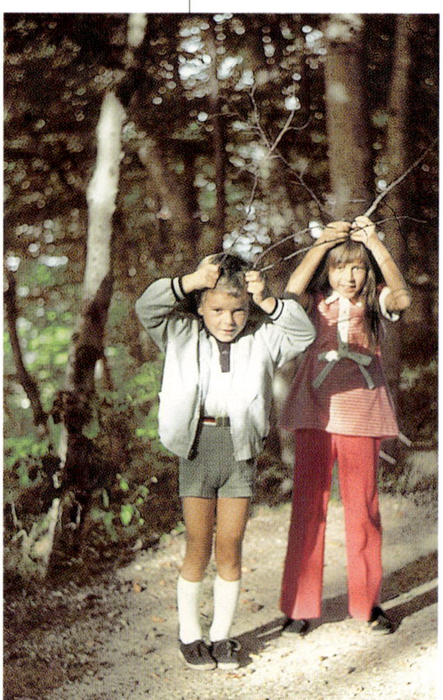

Natürlich gibt es auch andere Erfahrungen. Solche von Streit und Hass zwischen Geschwistern, von Bevorzugung anderer Geschwister, von Ausgenutzt-Werden sowohl in materieller wie auch psychischer Hinsicht. Ältere Geschwister mussten stundenlang auf kleinere Quälgeister aufpassen, jüngere immer wieder die schon abgewetzten Sachen der größeren auftragen, für viele gab es kein ungestörtes Spiel, weil immer wieder kleine Geschwister störten, und kaum bekam man von Oma Schokolade, hieß es: „Gib doch Lieselchen etwas ab!"

Jedenfalls beschreiben Erwachsene, die als Einzelkinder groß geworden sind, das als die größten Vorzüge ihres Einzelkind-Daseins: Den insgesamt geringeren Stresspegel. Kein Streit, kein Teilen, nur neue Sachen, keine Störung beim Spiel. Sie haben Eltern, die ihre Aufmerksamkeit nicht teilen müssen, die alles, was sie an Möglichkeiten haben, diesem einen Kind zur Verfügung stellen können. Einzelkinder entwickeln ein Lebensgrundgefühl von Einzigartigkeit, das wunderbar durchs Leben tragen kann, wenn es mit einem freundlichen Wesen verbunden ist. Denn Einzelkinder sind nicht notgedrungen unsozial, eine solche Einschätzung gehört wirklich in das Reich der Vorurteile. Was ihnen fehlt, ist die Erfahrung des bedingungslosen Zusammengehörens mit Altersgenossen – die paar Jahre Unterschied zwischen Geschwistern spielen da keine Rolle. Selbst Babys wissen sehr genau, dass sie mit dem zehnjährigen Bruder in einem Boot sitzen und nicht mit den Eltern. In diesem Boot wird gestritten und gefeiert, unter Bettdecken gekungelt und Geheimnisse ausgetauscht, gegen Eltern zusammengehalten und gegen die böse Welt. „Wenn du das machst, dann hole ich meinen großen Bruder, der spuckt gegen euer Haus, dann steht es drei Tage unter Wasser!“ Zu wem kann ein Einzelkind solches Vertrauen haben?

Erinnerungen an Geschwistersolidarität – das ist ein guter Grund, sich ein zweites Kind zu wünschen.

4 Wir bekommen ein zweites Kind ... weil wir wissen, dass Kinder Kinder brauchen

Nun muss es gar nicht die Erinnerung an eigene Erfahrungen sein, die Eltern dazu bringen, mehr als ein Kind haben zu wollen. Es gibt das ganz allgemeine Wissen, dass Kinder Kinder brauchen – die Alltagserfahrung sagt es und auch die Wissenschaft.

In unserer Nachbarschaft hat ein Paar recht spät eine Tochter bekommen, fünf Jahre später noch eine zweite. Schon das erste Kind fand unser Haus ungeheuer faszinierend – da gab es Kinder! Dass die erheblich älter waren als sie, spielte für diese Neugier keine Rolle. Wie oft ist dieses Kind den Eltern aus dem Garten davongelaufen, wenn es die Straße hinab Kinder spielen hörte!

Nun sind es nicht nur die Geschwister, an denen sich Kinder orientieren. Das Vorbild von Kindern jeden Alters ist überall viel wirkungsvoller als das Vorbild von Erwachsenen. Denn Kinder haben ein statisches Weltbild. Sie fühlen, dass sie *sind* – nicht dass sie *werden*. Es ist ihnen zwar bekannt, dass sie auch einmal „groß“ werden, aber das liegt in weiter Ferne. Auf welchem Wege es dazu kommt, davon haben sie keine Vorstellung. Sie wollen gar keine erfolgreichen Erwachsenen werden, sie wollen erfolgreiche Kinder sein.

Das stellt die amerikanische Autorin Judith Rich Harris in ihrem – provokativen, aber hochinteressanten! – Buch „Ist Erziehung sinnlos? Die Ohnmacht der Eltern“ (Rowohlt, Reinbek bei Hamburg 2000) mehrfach fest. Bei aller Kritik, die man an diesem Buch üben kann, finde ich das einen wichtigen und richtigen Gedanken. Da die Kinder spüren, dass sie die gleiche Art Mensch sind wie die anderen Kinder in ihrer Umgebung, werden sie sich diesen Kindern viel leichter anpassen als den Erwachsenen. Wenn Papa beim Essen auf dem Stuhl sitzen bleibt, dann kann er das ruhig tun – aber ist das ein Grund, ihm nachzueifern? Doch sitzt der große Bruder auf dem Stuhl und isst gar mit der Gabel, dann muss man das unbedingt auch probieren!

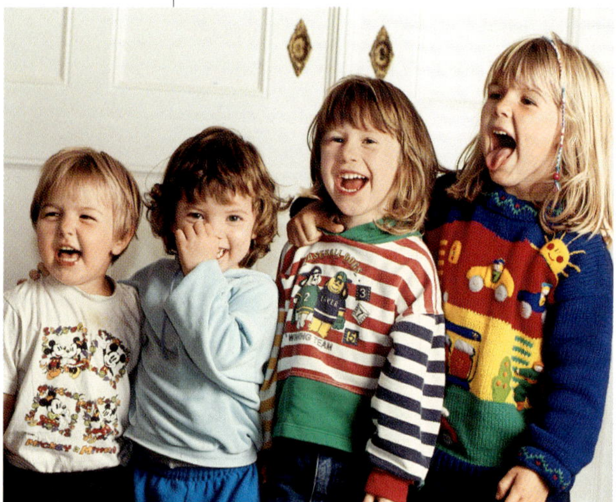

In Kindergärten macht man sich diese Erscheinung in den altersgemischten Gruppen zunutze, in denen die Neuankömmlinge den Größeren ganz zwanglos nachmachen, was zum Ablauf eines Vormittages gehört. In den Schulen ist das wegen des unterschiedlichen Lernstandes leider nicht möglich, aber es gab schon in den fünfziger Jahren des letzten Jahrhunderts Reformschulen, die zumindest im Grundschulbereich die ersten drei Klassen in größeren Gruppen zusammenfassten und den Schulanfängern jeweils einen älteren Schüler zuordneten, um ihn in die Gepflogenheiten des Schullebens einzuführen. Heutzutage wird das noch immer in verschiedenen freien Schulen praktiziert.

Kindern, die keine Geschwister haben, fehlt also nicht nur der Solidaritätspartner, sondern auch ein wichtiger Lernanreiz – zumindest innerhalb der Familie. Das lässt sich natürlich ausgleichen. Die meisten Eltern von Einzelkindern geben sich auch sehr viel Mühe damit, ihre Kinder in Kindergruppen der verschiedensten Art zu bringen. In Krabbelgruppen, Spielgruppen, Sportvereinen, Bastelclubs und Musikschulen finden viele Kontakte von Kindern untereinander statt, die die Kinder befähigen, „erfolgreiche Kinder“ zu werden. Aber die Zwanglosigkeit des Hineinwachsens ins Leben bietet doch nur der mir ähnliche Mensch, der neben mir lebt – und wenn ich ihm nur das Zähneputzen nachmache.

Hier hat wohl auch der unbedingte Gerechtigkeitssinn der Kinder eine seiner Wurzeln. Natürlich möchten Kinder in den Augen der Eltern gleich viel wert sein, das ist das eine. Aber es ist eben auch ihr Bestreben, dass in der Gruppe der Kinder für alle verbindlichen Regeln herrschen. Und so kann es einfacher sein, zwei Kinder ins Bett zu schicken als eines, zweien bei Regenwetter Gummistiefel anzuziehen als einem und im Auto lassen sich zwei widerstandsloser anschnallen als eines.

Man hat als Erwachsener eher die Möglichkeit, sich abzugrenzen, wenn es eine Kinderwelt gibt, innerhalb derer ebenfalls Wissen über die Welt vermittelt wird – zwar auf kindliche Art, aber dafür recht wirkungsvoll. Niemand wird es wirklich wissen können – aber ich denke, unter diesem Gesichtspunkt kann das Leben mit zwei Kindern wirklich entspannter sein als nur mit einem.

Gibt es den idealen Altersabstand?

Wenn man von Familien*planung* spricht, denkt man natürlich auch an den Altersabstand der Kinder. Immerhin haben Eltern im Zeitalter der Pille sogar darauf einen gewissen Einfluss und machen sich darum ihre Gedanken.

Ich habe viele Familien kennen gelernt, mit vielen Eltern gesprochen und habe auch meine eigenen Erfahrungen, aber – obwohl ich hier ein ganzes Buch schreibe über das zweite Kind – ich kann Ihnen nicht sagen, wie Sie es mit dem Abstand „richtig" machen.

Meine eigenen Kinder sind alle im Abstand von drei Jahren geboren. Der Älteste war fast dreieinhalb, als seine erste Schwester geboren wurde, die Schwestern untereinander sind knapp bis gut drei Jahre auseinander. Ich fand das wunderbar. Das jeweils ältere Kind war bereits im Kindergarten, als das Baby kam, ich hatte also jeden Morgen ein paar Stunden Zeit nur für das Kleine. Und ich hatte nicht zwei Wickelkinder auf einmal, das Ältere war bereits sauber, als das Baby geboren wurde. Die kleinen Malheurs, die dem Älteren wohl noch mal passierten, waren kein Problem.

Eine andere Frau dagegen warnte vor diesem Abstand. Ihre Tochter war gerade drei, als das Brüderchen geboren wurde, und war sich eben ihrer Einzigartigkeit bewusst geworden, die allerdings von Freunden und Verwandten auch reichlich bekräftigt wurde. Sie war weder alt genug, um zu erkennen, dass das Baby sie nicht wirklich bedrohte, noch war sie klein genug, um es einfach als neues Element ihrer Umgebung hinzunehmen. Sie drangsalierte den kleinen Bruder, wo sie nur konnte, und brauchte sehr lange, bis sie ihn akzeptierte.

Nach allem, was ich erfahren und beobachtet habe, kommt es sehr auf das Wesen der Kinder an, ob sich ein Altersabstand als gut oder problematisch erweist. Haben Sie zwei Kinder dicht hintereinander, von denen das eine sehr temperamentvoll und das andere eher zurückhaltend ist, könnten Sie auf die Idee kommen, die Zwistigkeiten zwischen den beiden wären geringer, wenn der Abstand größer wäre. Aber wäre das der Fall, könnten die beiden vielleicht nichts miteinander anfangen und Sie würden den Stoßseufzer loslassen, ob nicht alles einfacher wäre, wenn die beiden nicht so unterschiedlich alt wären.

Eltern, die ihre Kinder kurz hintereinander bekommen, haben zwar in den ersten Jahren eine hohe Arbeitsbelastung, aber fast alle sagen, dass sie es wieder so machen würden. Und Eltern, bei denen der Abstand größer ist, sind auch glücklich damit!

Glück hängt nicht an Jahren. Es gibt zwar entwicklungspsychologisch unterschiedliche Voraussetzungen, wie ein Kind ein Geschwisterchen in sein Weltbild eingliedern kann, aber das sind nur verschiedene Wege zu dem Ziel, gemeinsam Kinder in einer Familie zu sein.

Kinder unter zwei Jahren leben noch in einer Art Symbiose mit der Mutter. Sie brauchen die Mutter sehr, haben aber auch ein kurzes Gedächtnis und können sich schon bald nicht mehr an die Zeit erinnern, in der sie noch allein waren. Wenn die Eltern gut mit der Tatsache umgehen können, dass sie nun zwei Kinder haben, werden diese kleinen Kinder wahrscheinlich wenig Probleme mit dem Geschwisterkind haben, denn was sie brauchen, sind zufriedene, sichere Eltern – ob die sich um ein oder um zwei Kinder kümmern, ist nebensächlich. Ich denke, so erklären sich die widersprüchlichen Erfahrungsberichte über Geschwister in geringem Altersabstand. Eltern, die eigentlich noch nicht bereit waren für ein zweites Kind, erzählen von Schwierigkeiten. Und Eltern, die das Zweite gelassen willkommen heißen konnten, würden es jederzeit wieder so machen.

Ist das ältere Kind drei oder vier Jahre alt, spielt bereits die zunehmende Selbstwahrnehmung des Kindes eine Rolle. Das Kind ist sich seiner Macht über die Eltern sehr viel bewusster und spürt darum auch eher, dass es sie jetzt teilen muss. Kinder, die in diesen ersten Jahren tatsächlich als kleine Könige durchs Leben getragen wurden, können jetzt sehr widerborstig reagieren, und die Eltern sind dann der Meinung, der Altersabstand sei dafür verantwortlich. Aber das halte ich für einen Irrtum. Kinder, die von Anfang an Teil einer Familie und nicht deren Boss sind, können auch im Kindergartenalter gut ein Baby akzeptieren.

Ist das ältere Kind bereits im Vorschul- oder gar Schulalter, können Sie von einer Art „Frontenwechsel" ausgehen. Das Kind ist dann bereits so selbständig, dass es das Kleine nicht mehr als einen Menschen der eigenen Art wahrnimmt, nur

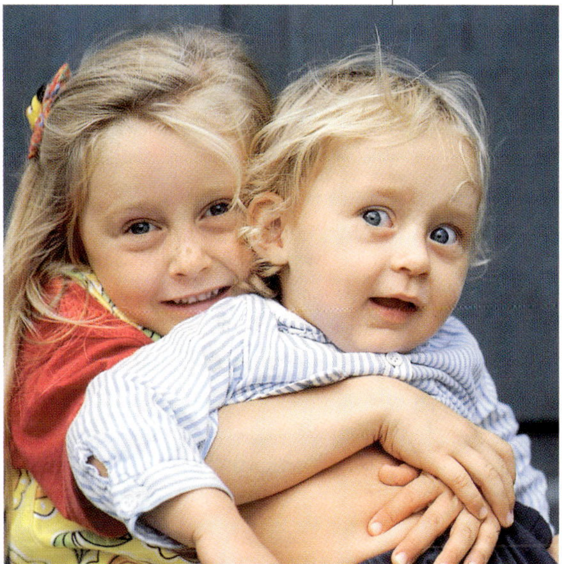

ein bisschen kleiner, sondern es reagiert bereits fürsorglich auf die Reize, die ein Baby auf die „Großen" seiner Umgebung ausübt. In diesem Alter können Sie das ältere Kind zu einem verantwortungsvollen Helfer machen, dessen Stellung durch das Baby nicht mehr gefährdet wird. Natürlich wird sich auch ein Kind in diesem Alter damit abfinden müssen, dass Sie mehr Arbeit und daher weniger Zeit für es haben, immerhin bedeutet ein Baby eine tief greifende Änderung im Familienleben. Aber das, was das Baby von Ihnen braucht, braucht das ältere Kind jetzt nicht mehr – im Idealfall. Es mag aber auch Kinder geben, die aufgrund ihrer persönlichen Entwicklung auch in diesem Alter noch symbiotisch an der Mutter hängen. Für sie ist es zwar schmerzhaft, aber letztlich sogar förderlich, wenn das Baby ihnen einen Schubs in Richtung Selbstständigkeit versetzt.

Die Überlegungen zum idealen Altersabstand haben neben diesen Gesichtspunkten, wie das Kind auf die Geburt des Geschwisterchens reagieren wird, noch den weiter reichenden Aspekt, wie sich in den nächsten 15 Jahren das Familienleben gestaltet. Können die Kinder miteinander spielen? Können die Eltern gut etwas mit beiden zusammen unternehmen oder sind ihre Bedürfnisse zu unterschiedlich? Finden Sie als Eltern es in Ordnung, die Kinder in der Regel als Doppelpack zu behandeln, oder liegt es Ihnen eher, jedem viel Raum zu geben? Geht Ihre eigene Lebensplanung davon aus, die Zeit mit kleinen Kindern möglichst zu begrenzen, um wieder voll am Berufsleben teilnehmen zu können? Oder genießen Sie das Leben mit kleinen Kindern so sehr, dass es Ihnen nichts ausmacht, zehn Jahre oder mehr beruflich kürzer zu treten? Fragen, die nur Sie beantworten können.

Aber ehrlich gesagt – ich möchte Ihnen nicht raten, sich jetzt hinzusetzen und eine Strichliste für den optimalen Altersabstand zu führen. Das Leben hat seine eigenen Gesetze, die wir nicht immer voraussehen können. Es gibt Familien, die sorgfältig planen, und das „Plankind" wirft alle Vorstellungen über den Haufen, weil es anders ist als gewünscht. Und dann gibt es Kinder, die zu einem Zeitpunkt kommen, zu dem keiner sie haben wollte, und sie erweisen sich als Segen für die Familie.

Ich halte es für das Wichtigste, dass Sie als Eltern bereit sind für ein zweites Kind – ganz egal, ob es 15 Monate oder 15 Jahre jünger ist als Ihr erstes.

5 Wir bekommen ein zweites Kind … weil wir so gerne noch einen Jungen oder ein Mädchen hätten

Vor einigen Jahren hörte ich von einer Familie, die ihr fünftes Kind bekam – zum Glück wurde es ein Junge. Sonst wäre wohl noch ein sechstes gekommen, denn alle anderen Kinder waren Mädchen. Ist er nun zu bedauern? Oder sind seine Schwestern zu bedauern, die vor ihm geboren wurden und doch nicht ganz das Ersehnte waren?

Bei Ihnen geht es um das Zweite. Spielt da der Wunsch nach einem bestimmten Geschlecht des Kindes eine Rolle?

Ich denke, es ist legitim, solche Wünsche zu haben. Es wäre unehrlich, sie sich nicht einzugestehen. Die Erfahrungen mit Jungen und Mädchen, die Erfahrungen mit sich selbst und dem eigenen Geschlecht prägen unausweichlich bestimmte Vorlieben. Ein Kind, sei es nun das erste oder das fünfte, wünscht man sich ja nicht nur aus ganz uneigennützigen Gründen. Ein großer Teil dieses Wunsches besteht doch aus der Hoffnung, in dem Kind einen Menschen heranwachsen zu sehen, mit dem uns eine besonders innige Kommunikation verbindet. Und die unterscheidet sich nun einmal, je nachdem, ob man einen Jungen oder ein Mädchen vor sich hat.

Es gibt Kulturen, in denen es ganz selbstverständlich ist, einem Geschlecht den Vorzug zu geben – in der Regel Jungen. Das geht so weit, dass neugeborene Mädchen sogar umgebracht werden. Heutzutage ist das zwar nirgends mehr legal, aber zu behaupten, dass es nicht mehr vorkommt, wäre mehr als einfältig. Heutzutage kommt zu dieser brutalen Methode die Abtreibung und zunehmend die pränatale Diagnostik, wodurch es möglich wird, die Geburt von Mädchen von vornherein zu verhindern. Das wird vor allem in Indien praktiziert, wo Jungen einen weitaus höheren Wert zugeschrieben bekommen als Mädchen, die hauptsächlich teuer zu verheiraten sind, und in China, wo Eltern unter Androhung von Strafen nicht mehr als ein Kind bekommen dürfen. Das eine soll dann wenigstens ein Junge sein.

In unserer Gesellschaft, die gerne von sich behauptet, dass Männer und Frauen außer den biologischen Vorgaben praktisch keine festen Rollenzuschreibungen mehr haben, ist es bereits ungehörig, so etwas nur zu denken, geschweige denn auszuführen. Mit Recht. Ich glaube durchaus an so etwas wie eine moralische Weiterentwicklung von Gesellschaften, auch wenn man in mancher Hinsicht daran zweifeln kann. Aufs Ganze betrachtet ist es aber sicher doch richtig zu sagen, dass es noch keine Gesellschaft gegeben hat, in der das Lebensrecht eines jeden Einzelnen, sei er Mann oder Frau, klug oder dumm, schön oder hässlich, gesund oder krank, körperlich einsatzfähig oder behindert, in einem so umfassenden Sinn gleich wert erachtet wird wie in den westlichen Zivilisationen. Das heißt nicht, dass es bei uns weniger Bosheit oder weniger Leid gäbe als in vergangenen Zeiten oder in anderen Kulturen. Aber wir müssen uns mit all dem auf wesentlich subtileren Ebenen auseinander setzen als auf der Ebene der Geschlechtszugehörigkeit oder der körperlichen Makellosigkeit, und darum gibt es bei uns keinen realen Grund, bei der Geburt eines Kindes ein Geschlecht zu bevorzugen.

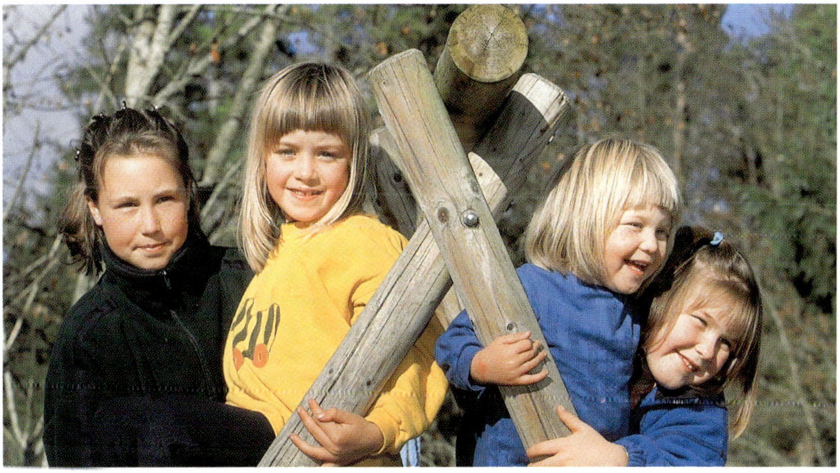

So sind wahrscheinlich auch unsere Wünsche in Bezug auf das Geschlecht unserer Kinder viel subtiler. Es geht uns nicht um das gesellschaftliche Ansehen oder darum, dass es so viel teurer ist, Mädchen zu verheiraten, sondern wir verbinden mit Mädchen oder Jungen die Vorstellung vom unterschiedlichen Wesen der Kinder und davon, wie nah wir uns diesem Wesen fühlen können. Ob wir eine Art Geschlechtersolidarität mit ihm empfinden, das spielt durchaus eine Rolle. Und so kann dem Wunsch nach einem zweiten Kind durchaus auch der Wunsch zugrunde liegen, gegenüber dem „Männerpaar" Vater und Sohn noch einen weiblichen Partner in der Familie zu haben – und umgekehrt.

Verwerflich ist das nicht – es kann nur dann bedenklich werden, wenn das neue Kind doch nicht das Wunschgeschlecht hat. Zumindest wenn die Kraft, die ein Baby mitbringt, im Augenblick der Geburt nicht ausreicht, die kurze Enttäuschung wegzuwischen, die aufkommen mag, wenn es „doch nur wieder" ein Junge (oder Mädchen) geworden ist.

Ich stelle mir vor, dass es viel schwieriger sein muss, eine solche Enttäuschung zu verwinden, wenn ein Elternpaar schon vor der Geburt im Verlauf der pränatalen Diagnostik das Geschlecht des Kindes erfährt. Noch eine ganze Schwangerschaft aushalten, wenn dann doch nicht das gewünschte Kind geboren wird? Wenn man nicht weiß, was es wird, trägt die Hoffnung durch die neun Monate Schwangerschaft. Wird dann das Kind geboren, sorgt die Natur durch die Dramatik des Geburtsgeschehens schon selber dafür, dass wir diesen neuen kleinen Menschen, egal ob Junge oder Mädchen, als das Geschenk annehmen, das er ist.

Sich ein zweites Kind zu wünschen, nur weil das erste nicht das ersehnte Geschlecht hat, das ist sicher eine problematische Voraussetzung, denn es entwertet das Kind, das schon da ist und belastet das jüngere in jedem Fall. Entweder es entspricht wieder nicht den Erwartungen oder es wird mit Hoffnungen überschüttet, die sich an sein Geschlecht, nicht an seine Person knüpfen.

Sich ein zweites Kind zu wünschen und aus Vollständigkeitsgründen auf das andere Geschlecht zu hoffen, dem wird sich kaum ein Elternpaar entziehen können. Ist dieser Wunsch sehr stark, dann möchte ich Ihnen raten, sich nicht schon vor der Geburt über das zu erwartende Geschlecht des Kindes zu informieren.

Hoffen Sie – und lassen Sie sich überraschen. Wenn Sie statt des heiß ersehnten Smaragden einen wundervollen Rubin in den Händen halten, dann ist die Enttäuschung in Sekundenbruchteilen überwunden!

6 Wir bekommen ein zweites Kind … weil unser Kind kein Einzelkind sein soll

Eltern, die sich ein zweites Kind wünschen oder bereits erwarten, äußern häufig den Satz: „Mäxchen sollte kein Einzelkind werden!“ Selbst wer keine eigenen Geschwister hatte, weiß doch, wie sehr Kinder Kinder brauchen.

Neben dem schönen Erleben, das man den eigenen Kindern wünscht, hat diese Äußerung allerdings auch noch einen gewissen pädagogischen Beigeschmack.

Einzelkind – stellt sich da nicht so mancher einen egozentrischen, rücksichtslosen Zeitgenossen vor, der sich immer in den Vordergrund drängt und nicht weiß, wie man mit anderen Menschen umgeht?

So soll unser Kind doch nicht werden!

Und ohne dass es ihnen ganz bewusst wäre, weisen die Eltern dem zweiten Kind die Aufgabe zu, das erste zu domestizieren.

Nun gibt es sicher niemanden, der das zweite Kind wirklich nur als pädagogisches Mittel für das erste sieht. Solche Vorstellungen mischen sich immer auch mit Liebe und Respekt für das zweite Kind, sofern nicht gerade katastrophale familiäre Bedingungen herrschen. Aber ich möchte hier dennoch einmal diesen instrumentalisierenden Aspekt für sich betrachten.

Angst vor dem Einzelkind – muss das sein?

Nein, sicher nicht. In den letzten Jahren gab es verschiedene Untersuchungen, die überprüft haben, ob diese Einschätzung überhaupt belegbar ist. Und siehe da: Keine einzige dieser Studien konnte nachweisen, dass Einzelkinder notwendigerweise soziale Krüppel werden. Weder in ihrer seelischen noch ihrer sozialen Entwicklung unterscheiden sie sich von Kindern mit Geschwistern. Ein gewisser Unterschied ist bei der Intelligenz festzustellen. Einzelkinder scheinen intelligenter zu sein als Geschwisterkinder – oder zumindest ihre Intelligenz besser darstellen zu können.

Nachzulesen ist das in komprimierter Form bei Marion Rollin in ihrem Buch „Typisch Einzelkind"(Marion Rollin, Typisch Einzelkind. Das Ende eines Vorurteils, Hoffmann und Campe, Hamburg 1990), in dem sie sowohl Ergebnisse wissenschaftlicher Forschung zusammenträgt als auch viele Erwachsene zu Wort kommen lässt, die ohne Geschwister groß geworden sind. Ihr Fazit: Einzelkinder haben es nicht schlechter oder besser als Geschwisterkinder, nur anders. Offenbar tragen sie wirklich ein Grundgefühl von Einzigartigkeit durchs Leben, aber ob ihnen das zum Leid oder zur Freude wird, das hängt ebenso sehr von der persönlichen Einstellung, den eigenen Bemühungen und den individuellen Lebensumständen ab wie jede andere Lebensvoraussetzung auch. Es gibt schließlich auch Geschwisterkinder, die ihr Leben lang nicht aus dem quälenden Gefühl herauskommen, immer und überall nur die zweite Geige zu spielen, oder die unter zermürbendem Hass auf alles leben, das wie eine große Schwester oder ein angeblich verhätscheltes Brüderchen wirkt.

Die größere Erfolgsorientiertheit von Einzelkindern erklärt Marion Rollin damit, dass es Einzelkinder ganz einfach eiliger damit haben, erwachsen zu werden. Sie brauchen ihre Energie nicht dafür, größeren Geschwistern irgendwelchen Unsinn nachzumachen, sie machen lieber gleich die Großen nach. Denn erstens haben sie dieses Vorbild unverstellt von den Gesetzen einer Kinderwelt vor Augen, und außerdem lockt die Aussicht, bei entsprechendem Verhalten rasch in die heiligen Hallen der Großen aufgenommen zu werden.

Marion Rollins Buch liest sich allerdings durchaus nicht wie eine Lobeshymne auf das Dasein als Einzelkind. So sehr sie mit dem Vorurteil aufräumt, dass Einzelkinder in irgendeiner Weise psychisch geschädigt sein müssen, so deutlich verweist sie doch auch auf Lebensbereiche, in denen sie es schwerer haben als Geschwisterkinder. Aus einem ganz einleuchtenden Grund: Alles, was sich gemeinsam leichter tragen lässt als allein, ist für Einzelkinder eine größere Belastung als für Geschwister.

Logisch. Schimpfende Eltern, die Hoffnung auf gute Leistungen der Sprösslinge, überbordende Elternliebe, die ja auch erdrückend sein kann, und später dann die Hoffnung der Eltern auf Enkelchen und schließlich ihre Pflege, wenn sie hinfällig geworden sein sollten – all das muss ein Einzelkind allein ertragen, leisten, erfüllen, auf sich nehmen. So bleibt im besten Falle die Bilanz ausgeglichen: Das größere Selbstbewusstsein und die rascher und vielleicht auch weiter entwickelte Kompetenz, sich in der Welt der Großen zurechtzufinden, wird unter Umständen bezahlt durch weniger Gemeinschaftserfahrung und schwerer zu tragende Verantwortlichkeit den alternden Eltern gegenüber.

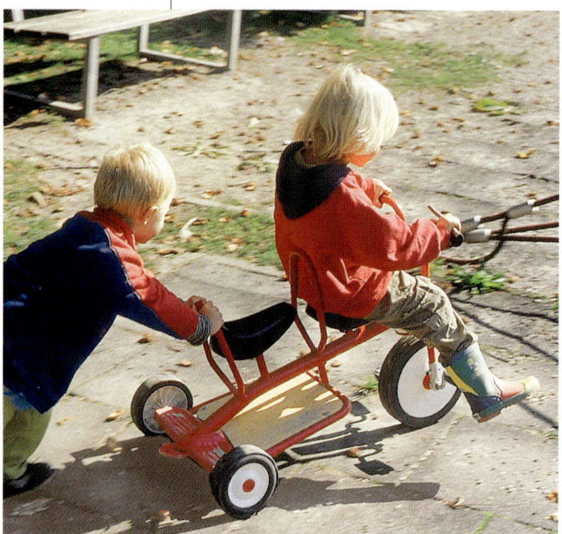

Ein Beispiel aus einer Vorschulgruppe, die ich seit einiger Zeit betreue: Von zwölf Kindern haben zwei keine Geschwister. Diese beiden sind sozial auffallend verträglich, fröhlich und hilfsbereit, also alles andere als soziale Monster. Aber es unterscheidet sie doch etwas von den anderen Kindern: Sie sind deutlich mehr auf die Erwachsenen bezogen als die anderen Kinder. Sie sprechen mich überdurchschnittlich häufig an, berichten mir mehr als die anderen Kinder von dem, was sie zu Hause gemacht haben, und achten stets darauf, dass ich ihre besonderen Leistungen auch wahrnehme und würdige – sei es, dass sie etwas Schönes gebastelt haben oder dass sie sich durch etwas Besonderes für die Gruppe eingesetzt haben. Zwischen ihnen und mir steht nicht diese unsichtbare Wand „Wir – die Kinder“ und „Ihr – die Erwachsenen“. Das ist spürbar, wenngleich schwer erklärbar. Denn widerborstig sind sie durchaus auch ab und zu, sie machen Blödsinn wie die anderen auch, aber sie tun all das nicht so unverbrüchlich eingeordnet in die Riege der Kinder.

Solche Kinder fallen Lehrern natürlich positiv auf, wenngleich die ständig gesuchte Nähe auch etwas Lästiges an sich haben kann. Es ist aber sichtbar, dass es diesen Kindern leichter fällt als anderen, den Verhaltensanforderungen der Schule zu genügen – was wiederum zu verstärkenden Erfolgserlebnissen führt. Allein dadurch könnte sich die statistisch nachweisbare höhere Intelligenz von Einzelkindern schon erklären.

Die Frage, wem hier was fehlt oder wer mit welchen Eigenschaften möglicherweise besser ausgestattet ist, ist nicht wirklich zu klären. Bei der Entscheidung für oder gegen ein zweites Kind von der Angst geleitet zu sein, dass ein Einzelkind in irgendeiner Weise geschädigt durchs Leben gehen müsste, ist so überflüssig wie die Befürchtung, mehrere Geschwister würden von der Liebe der Eltern für das einzelne Kind zu wenig übrig lassen.

Entscheiden Sie sich für das zweite Kind aus Freude an Kindern, nicht, weil Sie meinen, Ihrem Erstgeborenen ein Geschwisterkind schuldig zu sein!

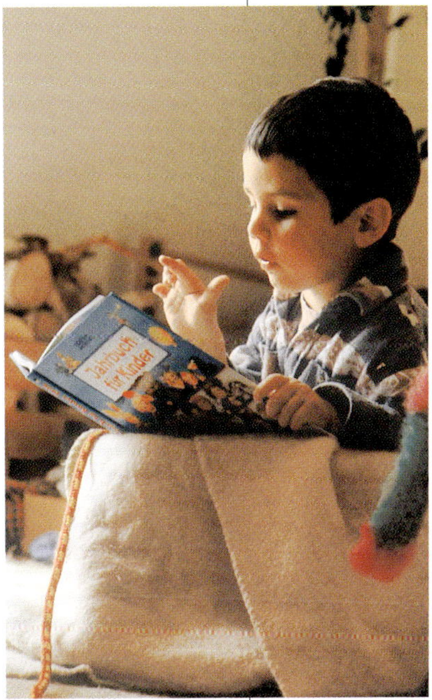

7 Wir kommen ins Grübeln … wenn die Freunde knurren

Freude an Kindern – schön und gut, aber … Es gibt auch Gründe gegen mehrere Kinder! Bei den Gesprächen, die ich mit jungen Müttern für dieses Buch geführt habe, kam die Rede immer wieder darauf, wie denn Freunde und Verwandte auf die zweite Schwangerschaft reagiert haben. Es war eindeutig: Aufregung, Neugierde, Glückwünsche, Anteilnahme blieben weit unter dem, was die Mütter bei der ersten Schwangerschaft erlebt hatten. Die Reaktionen wurden als unaufgeregt bis ablehnend geschildert, gipfelnd in der skeptischen Frage: „Musst du dir das antun?"

Ein Kind als notwendiges Abenteuer im Leben passt in das moderne „Event"-Denken noch hinein. Ein zweites ist kein Abenteuer mehr, sondern droht in Arbeit auszuarten, und die hat man anders ja schon genug. Warum also?

Verwandte reagieren im Allgemeinen positiver auf ein weiteres Kind als Freunde, vor allem kinderlose, die eigentlich darauf warten, die Freundin oder den Kumpel wieder in alter Unabhängigkeit des Abends in der Kneipe begrüßen zu können. Wer über das erste Kind noch nicht in andere soziale Bezüge hineingewachsen ist, für den kann die ablehnende Haltung des Freundeskreises wirklich zum Problem werden. Spätestens jetzt sollten Sie versuchen, über Mutter-Kind-Gruppen, Mütterzentren (die übrigens meist auch sehr väterfreundlich sind!) Kontakte zu Menschen zu finden, die gerne mit Kindern leben und die Einschränkungen, die das mit sich bringt, als normal ansehen.

Nun kann man skeptischen Freunden und Bekannten ausweichen und sich andere suchen – skeptische Familienangehörige wird man so leicht nicht los. Auch wenn im Allgemeinen die Verwandtschaft strahlt, wenn sie von einem neuen kleinen Familienmitglied erfährt, gibt es doch auch tatsächlich Großeltern, die sich gar nicht über noch ein Enkelchen freuen. Das kann die eigene Vorfreude erheblich beeinträchtigen. Denn es bedeutet ja nicht nur, dass man jemanden betrübt, den man eigentlich gern hat, sondern vor allem Frauen müssen sich damit auseinander setzen, dass sie sich andere Lebensziele gesetzt haben, als die Eltern für sie erhofft haben.

Denn meist sind die entsetzten Großmütter unserer Generation solche Frauen, denen die berufliche Karriere ihrer Töchter einen gewissen Ersatz für eigene, nicht gelebte Sehnsüchte bietet. Oft haben sie sich krumm gelegt und eingeschränkt, damit die Tochter eine vielversprechende Ausbildung machen konnte – und nun hat diese nichts Besseres zu tun, als denselben Blödsinn zu machen, den ihre Mutter gemacht hat, und das noch dazu ohne gezwungen zu sein! (Auch wenn es unwahrscheinlich klingt, mir ist wirklich von einem solchen Fall berichtet worden!)

Aber hier ist es wie bei den Überlegungen zur Familienplanung: Die Enttäuschung der Großmutter gilt nicht dem Baby – das ist bei solcherlei Reaktionen meist noch gar nicht da –, sondern sie gilt sich selbst und der Tochter und den verhinderten Möglichkeiten des Lebens. Ist das Kind erst einmal geboren, sieht alles ganz anders aus, dann zieht auch die Freude ein über das Kind, das ja nun seinerseits ein neuer Hoffnungsträger ist.

Wenn Sie von solchen Konstellationen betroffen sind, ist das gewiß nicht einfach. Es hängt vom Verhältnis zu Ihrer Verwandtschaft ab, ob Sie das Problem direkt ansprechen können oder ob es besser ist, es bis auf weiteres auf sich beruhen zu lassen. Beeinträchtigt es Ihre Vorfreude auf Ihr Kind allzu sehr, wenn Sie sich mit grummelnden Großeltern auseinander setzen müssen, dann überlassen Sie dieses Geschäft lieber Ihrem Kind, wenn es geboren ist – angesichts eines lebendigen Kindes werden die Enttäuschungen der Oma zu dem, was sie sein sollten: Träume, die das Leben jederzeit umschreiben darf.

8 Wir kommen ins Grübeln ... wenn die Karriere knickt

Fast ist es schon ein Schlagwort geworden: Die Vereinbarkeit von Familie und Beruf. Jeder Politiker, der auf sich hält, redet davon, in jeder Frauenzeitschrift ist davon zu lesen, in allen Programmen von Verbänden und Parteien taucht sie auf. Immer wieder wird dieses Problem dafür verantwortlich gemacht, dass Frauen bei uns zu wenige Kinder bekommen, um den Stand der Bevölkerung zu halten. Betrachtet man allerdings Gesellschaften, in denen viele Kinder geboren werden, so sind das eigenartigerweise gerade nicht die, die Frauen für die Kindererziehung freistellen können, sondern im Gegenteil meist solche, in denen die Frauen besonders schuften müssen, um ihre Familie zu ernähren.

Und nüchtern betrachtet ist das Problem auch gar nicht neu. Tatsächlich konnten es sich nur die aufblühenden Wachstumsgesellschaften des letzten Jahrhunderts leisten, die Frauen weitgehend aus dem produktiven Arbeitsprozess herauszuhalten und die materielle Versorgung der Familie dem Mann zu überlassen.

Dieses Bild verwischt sich leicht dadurch, dass die Frauen auch vor diesem Überflussjahrhundert „Hausfrauen" waren, also *zu Hause* arbeiteten. So ist es nur verständlich, dass eine Frau, die in der zweiten Hälfte des 20. Jahrhunderts hingebungsvoll zu Hause ihre Kinderschar betreute, glaubte, sie täte nichts anderes als ihre Hausfrauenkollegin zweihundert Jahre früher. Aber das ist ein Irrtum. *Zu Hause* war ihre Kollegin im 18. und 19. Jahrhundert zwar auch, aber was sie in diesem Hause tat, lässt sich nicht im Mindesten mit der Arbeit in unseren modernen Haushalten vergleichen. Oder können Sie die Kleidung der Familie von Hand nähen, können Sie ohne Streichhölzer das Herdfeuer erhalten, alle Mahlzeiten auf diesem Feuer zubereiten, ohne sie anbrennen zu lassen? Können Sie Öfen und Kamine heizen und regelmäßig entrußen, können Sie bügeln mit Eisen, die auf dem Feuer erhitzt werden, jeden Tropfen Wasser aus dem Brunnen auf dem Dorfplatz herbeiholen, Gartenfrüchte einlagern und einsäuern, Wein und Bier brauen? Könnten Sie Gänse rupfen für die Bettdecken und frische Strohschütten herstellen zum Schlafen? Und müssen Sie täglich Nachtgeschirre leeren?

All das musste dringend getan werden, und darum waren Männer ja auch so sehr auf eine Frau im Haus angewiesen. Hausarbeit war produktive Arbeit, das Haus ein ernst zu nehmender Arbeitsplatz. Kinder haben auch hier gestört, da sollten wir uns keinen romantisierenden Illusionen hingeben. Allerdings war es ein Arbeitsplatz, bei dem die Effektivität nicht mit Stechuhr und Jahresumsatz

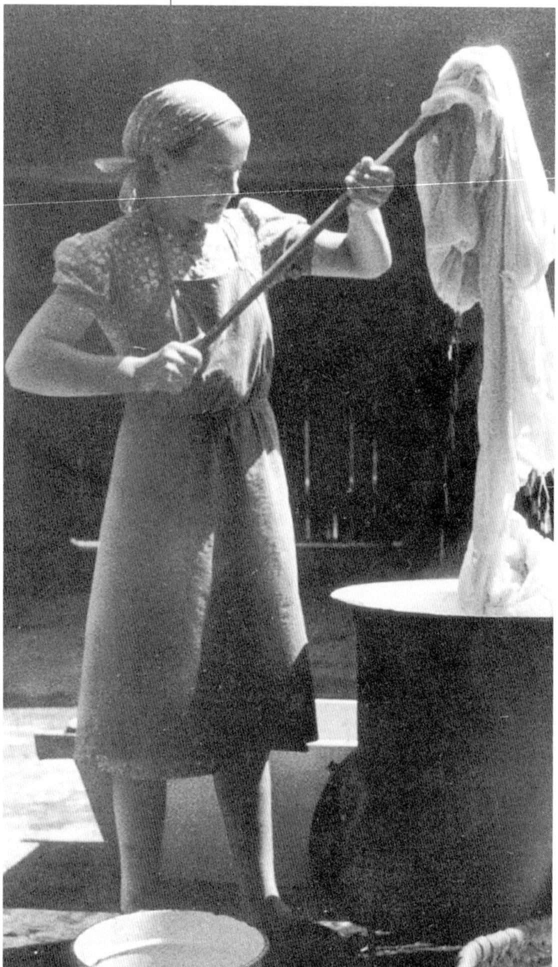

kontrolliert wurde, die Kinder selber waren unter anderem das „Produkt" dieser Arbeit. Und wenn ihre Gegenwart die Effektivität der Arbeit herabsetzte, dann lag das in der Natur der Sache und war noch lange kein Grund, die Kinder deshalb vor die Tür zu setzen.

Der Prozess der zunehmenden Arbeitsteilung, der mit Beginn der Neuzeit immer mehr gesellschaftliche Bereiche erfasste, hat auch die komplexe Hausarbeit in Einzelteile zerlegt, aus dem Haus herausgenommen und in gesonderten Betrieben zusammengefasst. Spinnen geschieht in der Spinnerei, gewebt wird auf riesigen Webmaschinen in Fabrikhallen, genäht wird am Fließband in der Textilindustrie, Energie wird in zentralen Kraftwerken hergestellt und verbrauchsfertig aus der Steckdose geliefert, das Wasser rauscht per Wasserleitung in Küchenbecken, Dusche und Waschmaschine und im verschmutzten Zustand gleich wieder durch die Abwasserleitung davon, Obst und Gemüse wird vom Fachhandel gelagert und konserviert, ja, sogar schon fertig zubereitet, Getränke jeder Art holen wir aus dem Getränkemarkt, fertig auf Flaschen gezogen, Decken und Matratzen kaufen wir im Bettenhaus, und Teppiche saugen wir ab anstatt sie über Teppichstangen zu wuchten und mühsam klopfend vom Staub zu befreien.

Aus Tätigkeiten, bei denen es immerhin möglich war, dass Kinder dabei zugegen sind, weil sie in individuellem Maßstab ausgeführt wurden, wurden Massenanfertigungen in riesigen Fabrikhallen, in denen Kinder völlig fehl am Platze sind. Aber damit ist die Produktivitätsleistung der Frauen nicht überflüssig geworden, sie ist einfach mit aus dem Haus herausgezogen worden in die Fabrikhallen und Büros hinein. Wenn es im Haus nichts mehr zu arbeiten gibt, dann muss eben außerhalb gearbeitet werden.

Nur: Die Kinderbetreuung ließ sich nicht mitnehmen. Jedenfalls nicht mit an den Ort der Arbeit. Das war der Moment, in dem Kinderbetreuung institutionalisiert wurde, die ersten Kindergärten waren Betriebskindergärten.

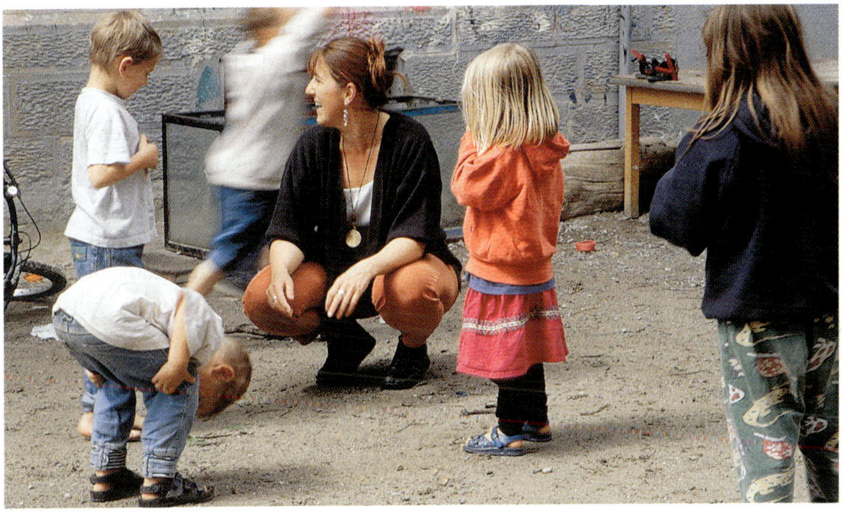

Die Nachkriegszeit in der zweiten Hälfte des 20. Jahrhunderts machte eine Art Übergang möglich, indem viele Frauen im Haus blieben und doch schon in den Genuss der sich rasant entwickelnden Fertigprodukte für die Familienversorgung kamen. Es liegt auf der Hand, dass nun die Erziehung der Kinder, die bisher immer irgendwie nebenher miterledigt wurde, stärker ins Zentrum der Aufmerksamkeit rückte. Einerseits wurden sich die Mütter der Wichtigkeit dieser Aufgabe mehr und mehr bewusst, und andererseits begannen Wissenschaftler den Frauen auf die Finger zu schauen bei dem, was sie mit ihren Kindern anstellten. Die Regale der Buchläden füllten sich mit Erziehungsratgebern und die Wartezimmer der Erziehungsberater mit ratlosen Müttern.

Es ist nicht zu übersehen, die Prioritäten hatten sich umgekehrt. Früher fand die Kindererziehung „nebenbei" statt, nun wird die Hausarbeit „nebenbei" erledigt.

Aber der Wirtschaftsboom verlangsamt sich zur Zeit, die meisten Familien können es sich nicht mehr leisten, auf die produktive Arbeit der Frau zu verzichten. Nur wird damit nicht gleich wieder der historisch neue und eigentlich luxuriöse Anspruch abgeschafft, den sich die boomende Wirtschaft der fünfziger und sechziger Jahre des letzten Jahrhunderts leisten konnte: die Vorstellung, dass Kinder Anspruch auf ein Optimum an liebevoller Zuwendung und sorgfältiger individueller Förderung durch die eigene Mutter haben.

Nun sind wir wieder da, wo wir mit unseren Überlegungen angesetzt haben: Die Vereinbarkeit dieses Anspruches mit der Notwendigkeit, Geld zu verdienen. Denn wenn wir diesen Anspruch nicht hätten, dann wäre es für uns ja gar kein Problem, die Kinder von anderen Menschen betreuen zu lassen. Das haben Mütter vergangener Zeiten immerhin auch gemacht, ohne dabei ein schlechtes Gewissen zu haben. Es gab Heerscharen von Ammen und Kinderfrauen, es waren gar nicht immer die Mütter, die sich um die Kinder gekümmert haben. Unser Problem heute ist im Grunde genommen nicht, als Frau überhaupt zur Ernährung der Familie beitragen zu müssen, denn das haben Frauen seit jeher gemacht. Unser Problem ist, *zusätzlich* zu dieser Arbeit den pädagogischen Perfektionsanspruch aufgeladen zu bekommen.

Das kann natürlich nicht heißen, nun alles über Bord zu werfen, was die pädagogische Forschung herausgefunden hat. Im Gegenteil. Wir können hinter die vielen Erkenntnisse, die diese Zeit immerhin gebracht hat, nicht zurück. Wir können nicht einfach vergessen, dass es für Kinder wichtig ist, in einen liebevollen, stabilen Lebensrahmen hineinzuwachsen, um Lebenssicherheit und Lebenszuversicht zu entwickeln.

Nun haben die vorindustriellen Gesellschaften vieles von dem, was von Psychologie und Pädagogik als notwendige Voraussetzung für das Gedeihen von Kindern formuliert wurde, praktisch von selbst geliefert, ohne dass jemand darüber nachdenken musste. Stabile Bezugspersonen gab es in jedem Haushalt, und wenn es ein alter Diener war, an dem sich ein Kind orientieren konnte. Vor allem aber: Die Kinder hatten Zeit, viel Zeit, sich an den Ort ihres Alltags zu gewöhnen und mussten im Verlauf eines Tages nicht ständig den Ort wechseln, und schon gar nicht ihr fünf- oder zehnjähriges Leben nach einem Terminkalender ausrichten. Es gab keine abstrakten Uhren, die den Tag regelten, sondern eine wandernde Sonne und krähende Hähne (auch in den Städten!), die Straßen waren nicht bevölkert von rasenden Drachen auf vier Rädern, es gab nur wenig Spielzeug, dafür aber viele Fantasie anregende Ästchen und Steine zum Spielen. Heute werden solche mit pädagogischer Absicht von der verantwortungsvollen Erzieherin im Kindergarten herbeigeschafft!

Das klingt, als ob das alles besser gewesen wäre – das war es sicher nicht. Im Gegenteil, viele Kinder sind unter Bedingungen groß geworden, die wir als unzumutbar bezeichnen würden. Tausende von Begabungen sind verpufft, weil die Kinder nicht gefördert wurden, Einschüchterungen, Strafdrohungen und Prügel waren ständige Begleiter vieler Kinderleben. Mütter, deren Hauptbeschäftigung es war, Kindern ein pädagogisch wertvolles Umfeld zu schaffen, gab es nicht, höchstens in intellektuellen, bürgerlich wohlhabenden Haushalten. Aber auch hier war die Mehrzahl der Frauen eher in literarischen Salons unterwegs und ließ sich zu Hause abends die Kinder für ein Stündchen von der Kinderfrau vorführen. Die meisten Mütter aber hatten damals schlicht keine Zeit, um mit ihren Kindern zu spielen.

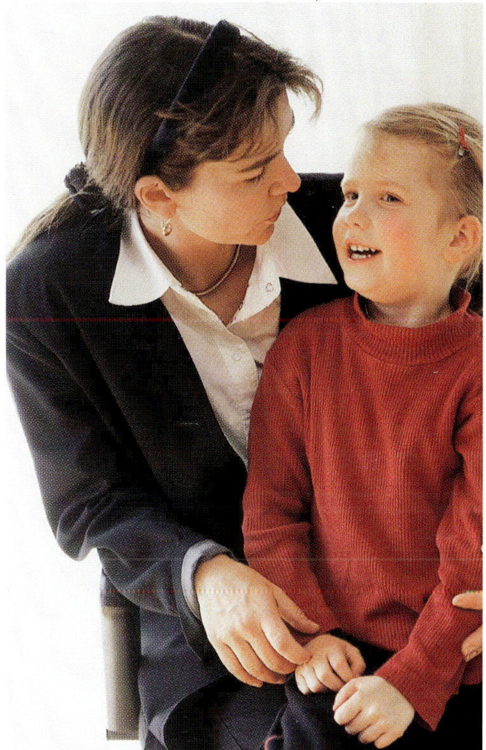

Nach diesen allgemeinen Überlegungen kommen wir nun zu unserer Frage: *Kann es sein, dass die Notwendigkeit, am produktiven Arbeitsprozess teilzunehmen, es verbietet, ein zweites Kind zu bekommen?*

Wenn Sie glauben, wenn mehr als ein Kind im Hause ist, sei es unabdingbar, dass Sie Ihren Beruf nun endgültig an den Nagel hängen, dann ist das ganz sicher falsch. Kinder brauchen ihre Mutter nicht 24 Stunden am Tag, um glücklich heranwachsen zu können. Man braucht gar keine Wissenschaftler, um das festzustellen, ein Blick auf die Geschichte der Menschheit genügt, um diese Aussage zu untermauern.
Warum läuft es aber bei uns praktisch sehr oft darauf hinaus? Weil Eltern das Bedürfnis der Kinder nach *zeitlich unbegrenzter Anwesenheit* einer erwachsenen Vertrauensperson spüren und ernst nehmen, und das ist in unseren Berufsbildern nicht vorgesehen. Beruf findet immer außerhalb des Hauses statt – die modernen Computer-Heimarbeitsplätze sind da erste Schritte zurück ins Haus, werden aber sicher nicht das Gros der Arbeitsplätze bilden können. Kindern den Wunsch nach einer solchen rund um die Uhr anwesenden freundlichen Person zu erfüllen, ist für normale Eltern immer noch am ehesten machbar, wenn ein Elternteil zu Hause bleibt. Eine Kinderfrau für eine solche Aufgabe einzustellen, können sich Normalverdiener nicht leisten, und selbst sie würde unter den bei uns gültigen Regularien auch niemals das bieten können, was Eltern können: den Kindern für das Füttern am Morgen, den Spaziergang am Mittag, das Dämmerstündchen am Nachmittag, das Abendlied am Bettchen und den Trost in der Nacht dasselbe Gesicht anzubieten.

Wer das möchte, kommt nicht um die Überlegung herum, in welcher Weise er seine Berufsarbeit einschränken kann, um den Kindern diesen „Lebenswunsch“ zu erfüllen.

Und noch etwas kommt hinzu: Noch nie in der Geschichte unserer Kultur haben sich Eltern so stark gefühlsmäßig an ihre Kinder gebunden. In Zeiten hoher Säuglings- und Kindersterblichkeit war den Erwachsenen die Vorläufigkeit der Beziehung zu ihrem kleinen Kind stets gegenwärtig. Die Kinder wurden sicher auch geliebt, davon legen Briefe verwaister Eltern aus den vergangenen Jahrhunderten Zeugnis ab. Aber es schwingt dennoch auch ein resignativer Ton in vielen Äußerungen mit, die über den Tod von Kindern berichten. Es war keine Seltenheit, dass in einer Familie zehn Kinder geboren wurden und nur drei überlebten. Und wenn man das Aufziehen von Kindern auch unter dem ganz unsentimentalen Aspekt der Überlebenssicherung betrachtet, dann taten Eltern gut daran, nicht allzu viel in Kinder zu investieren, sondern eher zuzusehen, dass Haus und Hof in so gutem Zustand an den vielleicht einzig überlebenden Erben übergeben werden konnte, dass er die alternden Eltern wohlwollend mitversorgen konnte.

Solche Gedankengänge tauchen bei uns in anderem Gewand wieder auf, der persönlichen Bezüge gänzlich entkleidet. Eine Frau, die bei uns ihr Alter sichern will, tut nämlich tatsächlich gut daran, sich nicht allzu viel um ihre Kinder zu kümmern, sondern lieber arbeiten zu gehen, denn ihre Rente bekommt sie durch Ansammlung von Rentenbeiträgen, nicht von ihren Kindern.

Was sie nicht durch Rentenbeiträge erarbeiten kann, sondern nur durch „emotionale Investitionen", das ist die Erfüllung, die ein Babylächeln schenkt, den Gänseblümchenstrauß aus einer kleinen, feuchten Faust, den Stolz auf die jugendliche Vollkommenheit von heranreifenden Kindern und schließlich die Wärme eines Enkelkindes. Es lässt sich eben doch noch nicht alles, was Leben heißt, am Bankkonto ablesen …

Nun haben wir vier Gedankenstränge, die zu einer tragenden Entscheidung verflochten werden müssen:

- Die Notwendigkeit, dass Mütter zum Familieneinkommen beitragen,
- die Freude moderner Frauen an ihrem Beruf,
- die Maßstäbe moderner Pädagogik,
- die emotionalen Erwartungen, die Eltern an ihre Kinder haben.

Da es heutzutage keine „richtigen" Entscheidungen mehr gibt und für den einen das goldrichtig ist, was für den anderen eine Katastrophe wäre, kann ich Ihnen hier leider keine Liste aufstellen, unter welchen Bedingungen, bezogen auf die oben genannten Gesichtspunkte, ein zweites Kind für Sie tragbar wäre oder nicht. Die Entscheidung bleibt bei Ihnen.

Ich denke aber, ausschlaggebend wird immer der letzte Punkt sein: Die Hoffnung der Eltern, durch Kinder in Lebensdimensionen vorzudringen, in denen Bankkonten keine Rolle spielen.

9 Wir kommen ins Grübeln … wenn das Geld vielleicht nicht reicht

Für viele ist allerdings nicht die Erfüllung in einem Beruf der entscheidende Punkt, der ihnen Kopfzerbrechen macht, sondern ganz schlicht und einfach die Höhe des Bankkontos.

Kinder kosten Geld, viel Geld. Über den Daumen gepeilt könnte man sich für jedes Kind, das man groß zieht, ein Einfamilienhaus bauen. Da helfen auch Kindergeld und Kinderfreibeträge wenig. Natürlich sind diese staatlichen Hilfen nicht zu unterschätzen, aber sie ändern nichts daran, dass sich Menschen ohne Kinder in unserer Gesellschaft wesentlich mehr leisten können als solche, die Kinder haben.

Dabei kann es zu seltsamen Wahrnehmungen kommen. Es ist viele Jahre her, als ich mich mit einer kinderlosen Frau unterhielt. Das Gespräch drehte sich darum, dass Erwachsene mit Kindern weniger ausgedehnt reisen können. „Na ja", sagte sie, „es hat eben jeder sein Hobby." Inzwischen ist sie selber Mutter – ob sie ihre Kinder immer noch als „Hobby" bezeichnet?

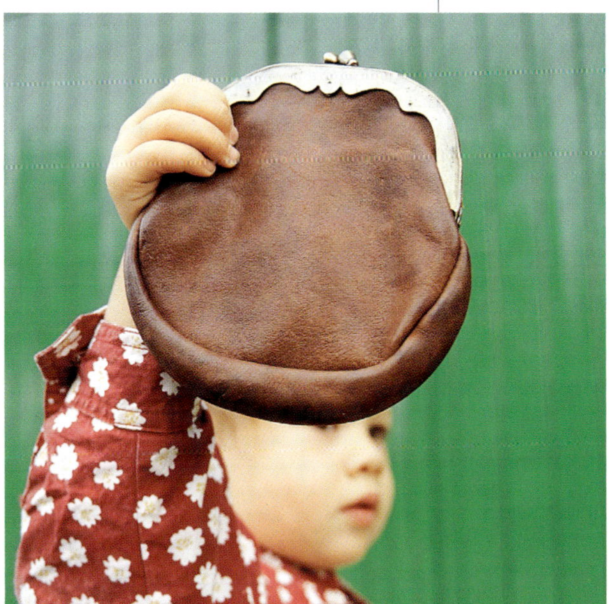

Ein Hobby kann man ausüben oder auch nicht. Man kann es auch aufhören, wenn es keinen Spaß mehr macht, oder man kann es jahrelang in der Ecke liegen lassen. Und wenn man es nicht mehr bezahlen kann, lässt man es notgedrungen bleiben.

Mit Kindern geht das nicht. Sind sie erst einmal da, kann man sie weder in Kisten auf den Dachboden packen noch verkaufen, wenn sie zu teuer werden. Und darum kann es einen schon ins Grübeln bringen, wenn man sich fragt, ob man in der Lage ist, mehr als ein Kind anständig in diese Gesellschaft hineinwachsen zu lassen.

Der entscheidende Punkt bei dieser Überlegung ist die Definition des Wörtchens „anständig“.

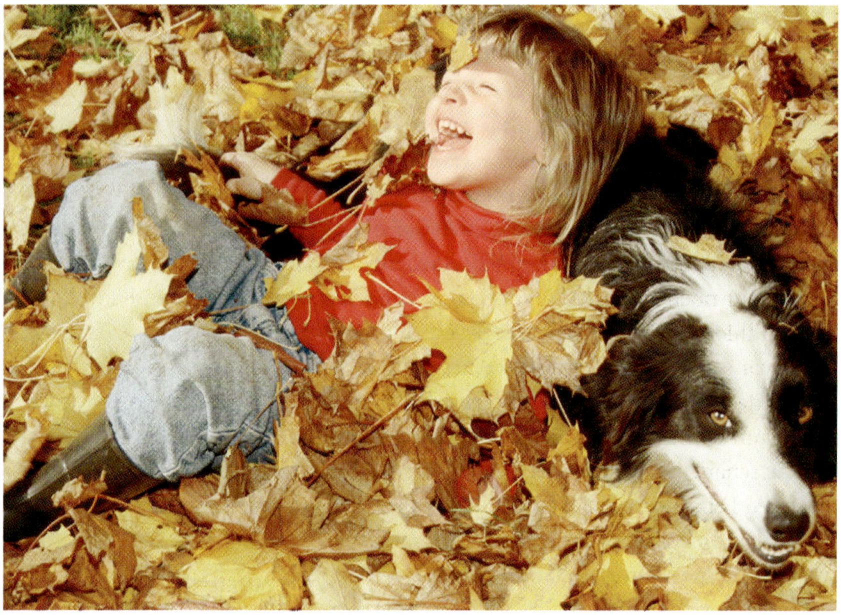

Reichen Second-Hand-Kleidung, abgepacktes Brot von Aldi und ein gebrauchter Tretroller? Oder müssen es Osh-Kosh-Hosen sein, fabrikneu von der Stange, Brot vom Bio-Bäcker und Spielzeug aus dem „Schöner-Spielen“-Laden? Reicht der Fußballverein im nächsten Dorf oder wären Tennis und Reiten doch besser? Wird für Musik der Walkman aus dem Sonderangebot angestellt oder wird sie selbst gemacht auf dem eigenen Saxophon, gelernt im Einzelunterricht mit vorgeschalteter musikalischer Früherziehung?

Glücklich kann ein Kind auch in Second-Hand-Kleidung und mit dem gebrauchten Tretroller werden. Bestimmt. Die Frage ist, ob die *Eltern* damit glücklich sein können. Das Gefühl der eigenen Würde hängt sehr stark davon ab, was man selber als normal empfindet. Ab und zu gehen Meldungen durch die Zeitungen, dass irgendeine Mutter aus der Schauspieler- oder Sportlerszene den geizigen Vater ihres Sprösslings verklagt, weil er sich angeblich vor Zahlungen drückt. Was da herbeigeklagt werden soll als der mindestens notwendige Unterhalt für ein einziges Kleinkind, würde so mancher vielköpfigen Familie aus allen finanziellen Nöten helfen.

Es bringt allerdings nicht weiter, nun ein moralisches Urteil zu fällen. Wen der Gedanke drückt, ob er ein zweites Kind finanziell verkraften kann, der kann eigentlich gar nicht wirklich überlegen, ob das Geld für das Kind reicht – zum Überleben reicht es in unserer Gesellschaft auf jeden Fall. Er kann nur darüber nachdenken, auf was er oder sie zu verzichten bereit ist.

Eltern können auf viel verzichten zugunsten ihrer Kinder. Wer fragt schon, was er anstelle der Kinder lieber hätte? Eine absurde Frage! Aber es gibt einen Punkt, an dem geht der Verzicht in Identitätsverlust über, und der ist kritisch für die Kinder. Wenn ein Vater, der seine Identität aus der Teilnahme am intellektuellen Leben zieht, sich keine Wochenzeitung und keinen Kinobesuch mehr leisten kann, und wenn eine Mutter, die es immer brauchte, eine gepflegte Frisur zu haben, nur noch alle halbe Jahre zum Friseur gehen kann, weil sie es nicht häufiger bezahlen kann, dann haben die Kinder keine vollständigen Erwachsenen mehr vor sich – es sei denn, diese wären die abgeklärte Weisheit in Person. Aber wer ist das schon?

Darum meine ich, dass es gut und richtig ist, das Säckel einmal auszukippen und zu schauen, ob das Kind, für das man sich jetzt entscheidet, auch noch im gewohnten Lebensstil zu versorgen ist. Meistens ist das der Fall, zumindest, was das zweite Kind betrifft. Rein statistisch gesehen wird erst das dritte Kind zum viel zitierten „Armutsrisiko". Denn dann schießt der Quadratmeterbedarf der Wohnung plötzlich über den Durchschnitt, die Mütter haben aus schierer Arbeitsbelastung heraus wenig Chancen, in einträglichen Jobs zu arbeiten, Kleidung und Spielzeug lässt sich nicht mehr ohne weiteres vererben – so kommt eins zum anderen. Was mit dem zweiten Kind noch als „ein Aufwasch" zu bewältigen ist, wird mit dem dritten und vierten zu einem neuerlichen Kraftakt.

Tatsächlich ist es so, dass ein zweites Kind, das relativ bald nach dem ersten geboren wird, zunächst nicht so viel mehr kostet als nur ein Kind. Viele der notwendigen Gebrauchsgegenstände sind noch vorhanden und meist noch nicht so verschlissen, als dass sie einen zweiten Gebrauch nicht mehr aushalten würden. Die Zeit, in der sich die Kosten tatsächlich verdoppeln, kommt später, wenn die Kinder sich weigern, abgelegte Sachen zu tragen, und wenn sich – z.B., wenn Sie einen Jungen und ein Mädchen haben – die Bedürfnisse der Kinder doch stark voneinander zu unterscheiden beginnen.

Ich denke, es gibt ein Mittel, finanziellem Druck zumindest teilweise zu entkommen: ein Familienleben, in dem die bekannte Gleichung „Zeit ist Geld“ auf kreative Weise umgesetzt wird. Und zwar nicht in dem Sinne, dass möglichst viel Zeit zu Geld gemacht wird, sondern dass möglichst viel gemeinsam verbrachte Zeit viel Geld überflüssig macht! Kinder haben von einer Radtour mit den Eltern mehr als von einem teuren Urlaub im Hotel, sie haben mehr von einem gemeinsamen Würfelspiel als von dem Action-Spiel auf dem Giga-schnellen Computer, sie lieben ein mit Mama bemaltes T-Shirt, es muss keine teure Markenkleidung sein. Meine eigene Erfahrung sagt mir, dass ein Familienleben mit viel Zeit füreinander und vielen Möglichkeiten für die Kinder, sinnliche Erfahrungen zu machen (bauen, basteln, malen, kneten, kochen, toben ...), die Heranwachsenden immunisiert gegen teure Konsumzwänge. Anders hätten wir uns unsere vier Kinder nicht leisten können.

Und wenn Sie sich Zeit für Ihre Kinder einfach leisten, dann brauchen Sie nicht so viel Geld!

10 Wir kommen ins Grübeln ... wenn die Wohnung zu klein ist

Während ich an diesen Kapiteln über die Sorgen von Eltern schrieb, starb in Stockholm die Kinderbuchautorin Astrid Lindgren, wohl eine der bedeutendsten Fürsprecherinnen der Kinder. Die Welt hat ihr viel zu verdanken – nicht zuletzt die wunderbare und trotzdem unsentimentale Schilderung eines Umfeldes, in dem Kinder glücklich aufwachsen können.

„Bullerbü“ – das steht für eine Umwelt, die neben den dort lebenden liebevollen Erwachsenen auch andere, sehr genau zu benennende Qualitäten aufweist: keine für Kinder nicht einschätzbaren Gefahren; eine kleine Welt voller Geheimnisse, die Kinder selber entdecken können; Natur zum Anfassen und ohne Tabus; Möglichkeiten, im Toben, Laufen, Klettern den eigenen Körper zu erfahren; eine Schule, die als gesellschaftlicher Lernort für Kinder selbstständig zu erreichen ist – auch wenn der Schulweg weit ist; und – besonders wichtig! – andere Kinder im unmittelbaren Lebensumfeld.

Wo gibt es das bei uns noch? Wahrscheinlich nirgendwo. Wer immer Kinder großzieht in unserer Gesellschaft, muss an irgendeinem dieser Punkte Abstriche machen oder die Mängel durch eigenen Aufwand kompensieren.

Denn das ist durchaus möglich und unzählige Mütter und Väter tun es auch. Sie machen mit ihren Kindern Ausflüge über Ausflüge, kutschieren sie zum Fußballtraining, buchen das Erlebniswochenende im Wald für Väter und Kinder, telefonieren Freunde herbei, halten Meerschweinchen auf dem Balkon, sammeln Kastanien am Waldrand und Steinchen am Flussufer, machen halbe Umzüge ins Schwimmbad im Sommer und weite Reisen in schneesichere Gebirge im Winter.

All das mussten die Eltern auf Bullerbü nicht.

Und wir müssen uns die Frage stellen, wie viel davon nötig ist und wie viel wir als Eltern leisten können. Auch dies ist – wie die finanzielle Belastung – etwas, was anfangs weniger ins Gewicht fällt, mit den Jahren aufwändiger wird, aber dann schneller wegfällt, als manchen Eltern lieb ist, wenn nämlich die Kinder in die Pubertät kommen und gar nicht mehr so gern mit den Eltern gesehen werden wollen … Aber so weit sind wir noch nicht.

In den Kapiteln, in denen auch von Einzelkindern die Rede war, habe ich darauf hingewiesen, dass Kinder, die allein bei ihren Eltern aufwachsen, eine stärkere Orientierung hin zur Erwachsenenwelt haben. Darum denke ich, dass es leichter ist, in einem stark städtisch geprägten Wohnumfeld mit nur einem Kind zu leben als mit zweien oder dreien. Dort, wo ein Kind nicht mit seinesgleichen eine Art „Untergruppe" eröffnen kann, entfallen auch die sozialen Gesetze, die eine solche Untergruppe entwickelt. Rangkämpfe, bei denen Vasen zu Bruch gehen können, sind unnötig, ebenso Revierkämpfe, die unter Umständen über das Kinderzimmer hinausgehende Grenzziehungen mit sich bringen. Damit entfällt auch die Notwendigkeit, ab und an die Streithähne zu trennen und ihnen eine Runde Toben im Freien zu verordnen, auch wenn man selber gerade beschäftigt ist. Die Fahrten mit Mamas Taxi bleiben im Rahmen, und man muss als Eltern weder einen räumlichen noch einen auf unterschiedliche Kinderbedürfnisse ausgelegten Spagat hinlegen, um dem Kind sein kleines Bullerbü zu schaffen. Denn bei zwei Kindern Krabbelgruppe mit Fußballtraining zu koordinieren oder Babyschwimmen mit musikalischer Früherziehung, das erfordert manchmal geradezu Managerqualitäten.

Nun sind Menschen keine Bäume, Wurzeln haben sie zwar auch, aber verschiebbare. Sehr viele junge Familien suchen sich ein Umfeld, in dem Kinder ohne allzu viele Einschränkungen aufwachsen können. Wenn Ihnen das nicht möglich ist, dann können tatsächlich Lösungen wie eine Ganztagsbetreuung in einem gut ausgestatteten Kindergarten oder regelmäßige Verabredungen mit anderen Familien, die vielleicht weniger unter Platzmangel leiden als Sie, eine gute Hilfe sein, die „Raum fressenden" ersten Jahre gut zu überstehen. Und wenn Sie noch Konkreteres wissen wollen – im Kapitel „Die Familienwohnung" finden Sie auch praktische Tipps!

11 Wir kommen ins Grübeln ... wenn wir uns vor unseren pädagogischen Ansprüchen fürchten

Bei einem meiner letzten Klassentreffen sagte eine meiner ehemaligen Klassenkameradinnen einen erstaunlichen Satz: „Mehr als drei Kinder kann ich mir nicht leisten, mehr als drei bekommt man ja gar nicht durch die Schule!“

Warum erstaunlich? Weil sie äußerst wohlhabend in einer schlossähnlichen Villa mit Gärtner und Hausangestellter lebt und zu der Zeit nicht berufstätig war. Finanziell hätte sie sich wahrscheinlich zehn Kinder leisten können. Der eigentliche Grund war ihr unglaublicher Einsatz im Kampf mit dem bayerischen Schulsystem. Schüler in Süddeutschland sind ja noch immer von ständig drohenden schriftlichen Leistungsabfragen geplagt, so genannten „Exen“, die aus heiterem Himmel über die Schüler hereinbrechen können. Jede einzelne Unterrichtsstunde muss gründlich nachbereitet und vorbereitet werden, wenn man den Ehrgeiz hat, hier nicht ab und zu einen Einbruch zu erleben. Und diesen Ehrgeiz hatte sie. Dazu kamen Geigen- und Klavierstunden einschließlich der Zeit zum Üben – da war für sie mit drei Kindern wohl tatsächlich das Ende der Fahnenstange erreicht.

Selber schuld, sagt da mancher. Solcher Ehrgeiz muss ja nicht sein. Aber ich denke, hier wird etwas sichtbar, was Eltern in unserer Gesellschaft ganz ungemein unter Druck setzt. Kinder hat man ja nicht mehr, um die eigene Zukunft zu sichern, sondern, um sich an ihnen zu freuen und seinem Leben einen Sinn zu geben. Fast ist es umgekehrt: Die Eltern sichern heutzutage die Zukunft der Kinder. Wir gehen davon aus, dass die Kindheitserfahrungen entscheidenden Einfluss auf das Lebensgefühl und die Lebenstüchtigkeit eines Menschen haben. Und so fühlen sich viele Eltern in der Pflicht, ihr Familienleben so zu gestalten, dass die Kinder auf allen Gebieten möglichst optimal gefördert werden. Und obendrein möchte man das Leben im Augenblick mit ihnen genießen, denn irgendwann sind sie auf und davon und man kann von Glück sagen, wenn sie die Eltern noch im Altersheim besuchen.

Das macht die Beziehung zu den Kindern so komplex, dass sich Eltern wahrhaftig fragen müssen, ob sie bereit und imstande sind, diesen Aufwand für mehrere Kinder zu leisten. Wenn die Aufgabe der Eltern nicht mehr hauptsächlich darin besteht, sie morgens zu wecken, in den Kindergarten zu bringen, sie wieder abzuholen, ihnen etwas zu essen zu geben und dann die Tür zum Garten aufzumachen, sondern das Essen den neuesten ernährungswissenschaftlichen Erkenntnissen anzupassen, mit der Erzieherin den Entwicklungsstand des Kindes zu diskutieren, am Nachmittag mit ihm zu basteln, es zu sorgfältig ausgewählten Freunden zu bringen, und es schließlich abends mit pädagogisch wertvoller Gutenachtgeschichte und umfänglichem Ritual zu Bett zu bringen, dann stoßen Eltern schnell an ihre Grenzen, wenn sie mehrere Kinder so intensiv versorgen wollen.

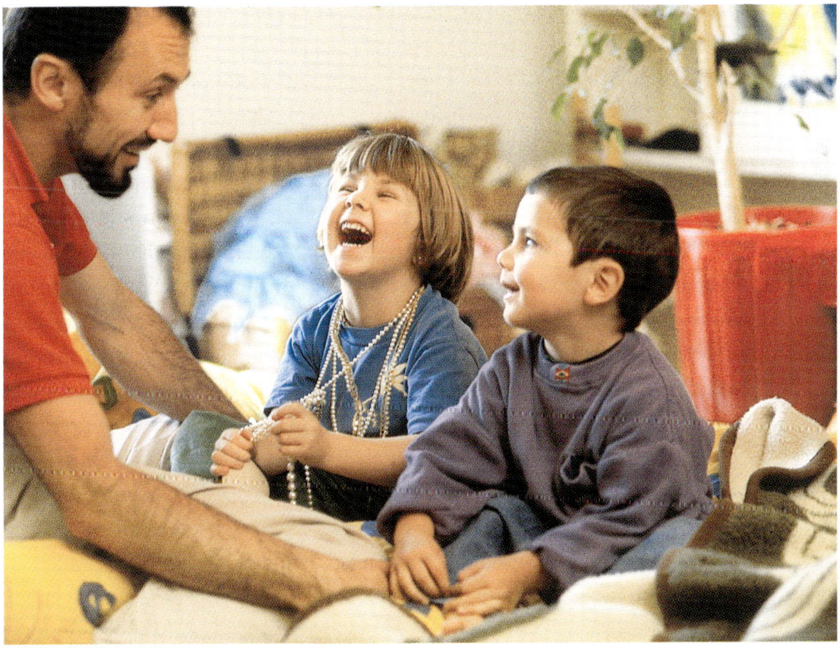

Dieser anstrengende pädagogische Anspruch findet sich auf zwei Ebenen: Zum einen gibt es die Vorstellung, den Kindern durch viel persönliche Zuwendung und Aufmerksamkeit eine Kindheit zu schaffen, die sie psychisch stabil in die harte Welt entlässt, und es gibt den Anspruch, durch Anregungen vielfältigster Art ihre Leistungsfähigkeit so zu entwickeln, dass sie in unserer Gesellschaft gut bestehen können. Wer es besonders gut meint, strebt beides an – und Eltern werden in der Regel behaupten, ihnen wären beide Seiten wichtig! Mit Recht. Dennoch bin ich fast sicher, dass die meisten Eltern unterschiedliche Akzente setzen und eben doch eher in Richtung Gefühl oder eher in Richtung Leistung tendieren.

Auch ich habe mir so hohe Ansprüche gesetzt. (Wie kann es anders sein bei einer Mutter, die hinterher auch noch Bücher darüber schreibt!) Vieles ist mir aufgrund der Arbeitsbelastung durch vier Kinder nicht ganz geglückt, und es bliebe zu diskutieren, ob das nicht wiederum ein Glück war. Denn wenn in dem Garten, den wir Eltern als wichtig für die Entwicklung unserer Kinder betrachteten, Unkraut gerupft werden musste, hatte ich keine Zeit, mit den Kindern zu spielen – aber die haben umso hingebungsvoller miteinander gespielt. Und wenn ich Fenster streichen musste, Fußböden abschleifen, große Schwestern zum Chor und kleine zum Ballett bringen musste, wenn ich Salat schnippelte für sechs anstatt für drei, zehn T-Shirts auf die Leine hängen musste statt fünf, dann konnte ich weder Pekip noch Babyschwimmen mit den Kleinen machen, konnte mich nicht neben die Großen setzen bei den Hausaufgaben und konnte nicht jedem Kind abends eine altersangemessene Geschichte vorlesen. Meist mussten die „Kleinen“ irgendwie das mitmachen, was mit den „Großen“ veranstaltet wurde: Abholen von den Pfadfindern, Zuschauen beim Paddeln, Zuhören bei dem eigentlich viel zu schwierigen Vorlesebuch. Aber das ist es, was ich als unfreiwilliges Glück bezeichne: das Hineinwachsen von Kindern in eine um sie herum funktionierende Welt, ohne dass ständig ein Erwachsener fragt und erklärt und hinweist und anbietet.

So hat mich meine Lust auf viele Kinder ohne viel Aufhebens vor dem bewahrt, was in modernen Eltern-Kind-Beziehungen als latente Gefahr lauert: vor der Überfrachtung mit Gefühlen und Ansprüchen an das einzelne Kind. Denn nicht nur das Kind kann von zu viel Zuwendung erdrückt werden, auch die Kapazität der Eltern ist viel schneller erschöpft, wenn sie sich vorstellen, das Kind auf allen Ebenen optimal fördern zu müssen – anders als die Eltern das oft selbst erlebt haben, deren eigene Kindheit in erster Linie auf ein gemeinsames Überleben hinauslief und als gelungen gelten konnte, wenn das Kind den Eltern gehorsam war.

Wir können natürlich zu diesem Konzept nicht einfach zurück, das wäre auch nicht wünschenswert. Aber wir sollten uns an dieser Vorstellung Gelassenheit abschauen, wenn wir als Eltern vielleicht die eine oder andere „Förderungsleistung“ nicht erbringen können. Was vielleicht als mögliches Versagen wegen Überlastung erscheint, ist letztlich nichts anderes als das Abgeben eines Stückes Verantwortung an eigentlich natürliche Abläufe – nämlich dass Kinder sich auch ein gutes Stück gegenseitig erziehen und fördern. Fürchten Sie sich nicht vor zwei Kindern, betrachten Sie die Sache so: Sie sind von einem Teil „Beziehungsarbeit“ entlastet und den Kindern ist ein Stück zusätzliche Lebensqualität geschenkt, nämlich die lebenslange und sich doch ständig wandelnde Beziehung zu Bruder oder Schwester.

12 Wir kommen ins Grübeln … wenn wir uns selber nicht weiter einschränken wollen

Vor einiger Zeit sprach ich mit einer jungen Mutter, deren erstes Kind gerade dabei ist, aus den Windeln herauszuwachsen. Es ging um das potenzielle zweite – sollte sie, sollte sie nicht?

Im Ohr geblieben ist mir ihr Argument: „Aber nun haben wir gerade wieder mal ein paar Freiräume, können mal weggehen, können wieder verreisen und wir können wieder durchschlafen!"

Und sie konnte wieder arbeiten gehen! Damit sind beide Pole der Einschränkung beschrieben, die die Versorgung eines Kleinkindes nun mal mit sich bringt: Ungebundene Freizeitgestaltung und Engagement im Beruf. Vielleicht drückt auch Sie der Gedanke, dass es mit einem zweiten Kind erst mal wieder vorbei ist mit der Freiheit?

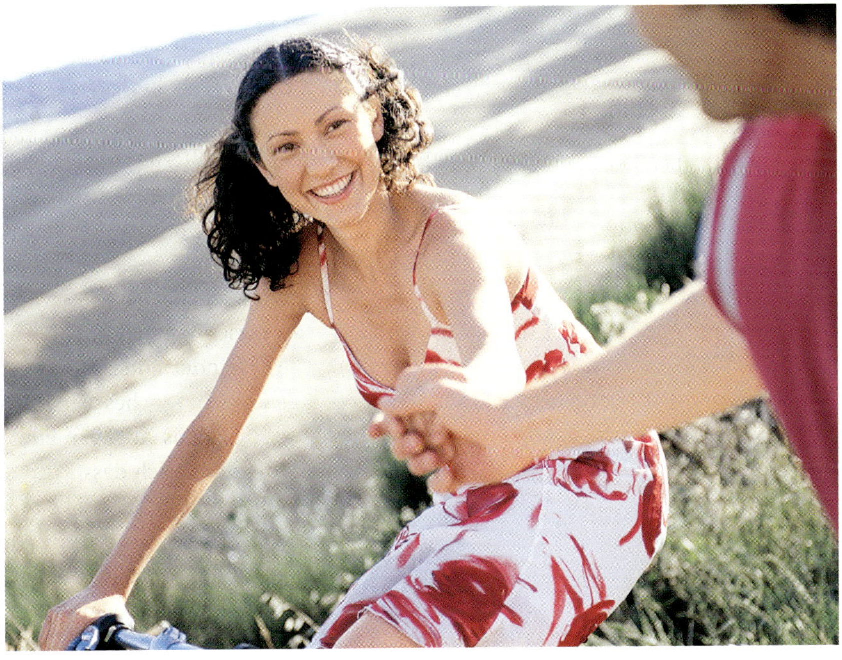

Das wäre nicht verwunderlich. Immerhin spielt das Stichwort „Selbstverwirklichung" eine wichtige Rolle in unserer heutigen Gesellschaft.

Die Menschen des Mittelalters wären niemals auf die Idee gekommen, dass es in ihnen selbst etwas gäbe, was sie „verwirklichen" könnten – sie fanden sich eher vor die Aufgabe gestellt, die ihnen zugedachte Rolle gottgefällig auszufüllen. Dass Menschen eigene Ideen in die Tat umsetzen, eigene Pläne wahr machen, selbst gestaltete Lebensspuren hinterlassen wollen, ist ein kulturelles Erbe der späteren europäischen Geschichte. Dieses Lebenskonzept ist zweihundert, vielleicht dreihundert Jahre alt, und auch heute noch nicht auf der ganzen Erde verbreitet. Überall, wo ein Gott, die Natur oder eine machtvolle Tradition in der Lebensgestaltung der Menschen eine Rolle spielt, ist der Drang nach Selbstverwirklichung noch immer gering oder gar nicht vorhanden.

Und was hat das mit dem Kinderkriegen zu tun? Ich denke dieses: Die längste Zeit ihrer Entwicklungsgeschichte mussten sich die Menschen einer Macht außerhalb ihrer selbst beugen. Ihre Biografie war ihnen mehr oder weniger vorgeschrieben und sie hatten sich damit abzufinden. Die Mühe, Kinder zu bekommen und aufzuziehen, gehörte zu diesen tradierten Lebenskonzepten dazu und musste getragen werden, dazu gab es keine Alternative.

Wenn wir dagegen Kinder bekommen, müssen wir sozusagen aus unserer Selbstbestimmung heraus für eine gewisse Zeit in ein solches außengesteuertes Leben zurückgehen. Indem wir uns für Kinder entscheiden, entscheiden wir uns, für viele Jahre in einen Prozess einzusteigen, dessen Gesetze uns von außen vorgegeben werden – ähnlich wie die Menschen vor Jahrhunderten, die in fast allem, was sie taten, keine Wahl hatten.

Wenn wir Kinder haben, haben wir nicht die Wahl, einfach weiterzuschlafen, wenn das Baby weint, wir haben nicht die Wahl, abends nach Lust und Laune auszugehen, notgedrungen müssen wir unsere Wohnung den Bedürfnissen eines Kleinkindes anpassen, auch wenn sie dann gar nicht mehr so trendy aussieht wie in der letzten „Schöner-Wohnen"-Zeitschrift, wir können uns nicht mit voller Kraft in den Beruf werfen, um Karriere machen zu können, wir können unsere Lust auf Abwechslung nur noch gebremst ausleben, weil Kinder Regelmäßigkeiten lieben …

Unter den Optionen, die uns für unsere Lebensgestaltung zur Verfügung stehen, gibt es, anders als in der Vergangenheit, inzwischen viele, die mit Kindern gar nichts zu tun haben.

Das dürfte der Grund dafür sein, dass viele Menschen Kinder als schwer zu verkraftenden Angriff auf ihre eigene Autonomie empfinden. Und ich denke, das muss man durchaus ernst nehmen. Immerhin ist die Lebensauffassung, dass das eigene Leben eigenverantwortlich gestaltet werden muss, ja nicht nur schierer

Egoismus (was sie ab und zu auch sein kann), sondern ein kultureller Konsens über die Verantwortlichkeit dem eigenen Leben gegenüber, salopp gesagt nach dem Motto: „Mach was draus!". Und wenn uns Kinder daran hindern, geraten wir in eine Falle, werden unzufrieden und fühlen uns unvollständig. Den Kindern tut das nicht gut; um selber Lebenszuversicht zu entwickeln, brauchen sie Erwachsene, die mit ihrem Leben einverstanden sind.

Ich möchte jetzt nicht anfangen zu überlegen, wie viel Fußballverein, Gospelchor und Halbtagsjob auch noch mit einem zweiten Kind möglich sind. Dazu sind unser aller Lebensumstände zu verschieden, und was der Eine organisieren kann, kann der Nächste auch mal ein paar Jahre hintanstellen, ein Dritter kann ganz darauf verzichten und ein Vierter verzweifelt, weil es nicht mehr geht. Diese Überlegungen kann Ihnen ein Buch nicht abnehmen. Aber zweierlei möchte ich noch zu bedenken geben: die Tatsache, dass nichts bleibt, wie es ist, und die Tatsache, dass die neu entstehende „Kindergruppe" innerhalb der Familie neue Freiräume schaffen wird.

Nichts bleibt, wie es ist: Jeder Mensch lebt stark im Augenblick, auch wenn wir sehr genau wissen, dass die Zeit vergeht. Wir neigen dazu, wenn wir heute nicht ins Kino gehen können, zu glauben, nie, nie, nie kämen wir aus dem Haus. Und wundern uns ein paar Jahre später, wo die Zeit geblieben ist, in der wir nie, nie, nie weggehen konnten, weil wir dem Kind dann einfach sagen können: „Wir gehen heute ins Kino, und mach' das Licht nicht zu spät aus!" Tatsächlich kommt dieser Zeitpunkt mit zwei Kindern kaum später, als wenn Sie nur eins hätten, weil die Kinder dann nicht mehr allein sind. Und ob Sie nun irgendetwas zwischen acht und zwölf Jahren warten müssen, bis Sie Ihr eines Kind allein lassen können, oder es vielleicht ein Jahr länger dauert, weil es zwei sind, das macht im Rückblick auf Ihr Leben letztlich keinen Unterschied.

Die neuen Freiräume: Wenn es Ihnen wichtig ist, Zeit für sich allein und für Ihren Partner zu haben, kann es leichter sein, sich zwei Kinder vom Leibe zu halten als eines. Zwei Kinder können am Sonntagmorgen zusammen Lego bauen und dabei eine Kassette hören. Ist nur eines da, kommt es unter Garantie in Ihr Bett gekrochen. Beim Spaziergang rennen zwei Kinder zusammen vorneweg, bei einem müssen Sie mitrennen. Natürlich funktioniert das noch nicht, solange das zweite ein Baby ist, und darauf spielte ja die oben zitierte Mutter an, und natürlich funktioniert es nicht in jedem Fall. Die beiden werden sich am Sonntagmorgen auch um die Legosteine streiten und doch an Ihrem Bett stehen, und beim Spazierengehen werden sie auch mal in verschiedene Richtungen laufen wollen. Aber sie haben sich gegenseitig, um ein Stück Gefühlswelt miteinander zu teilen, und werden sich darum weniger in Ihre Gefühlswelt drängen.

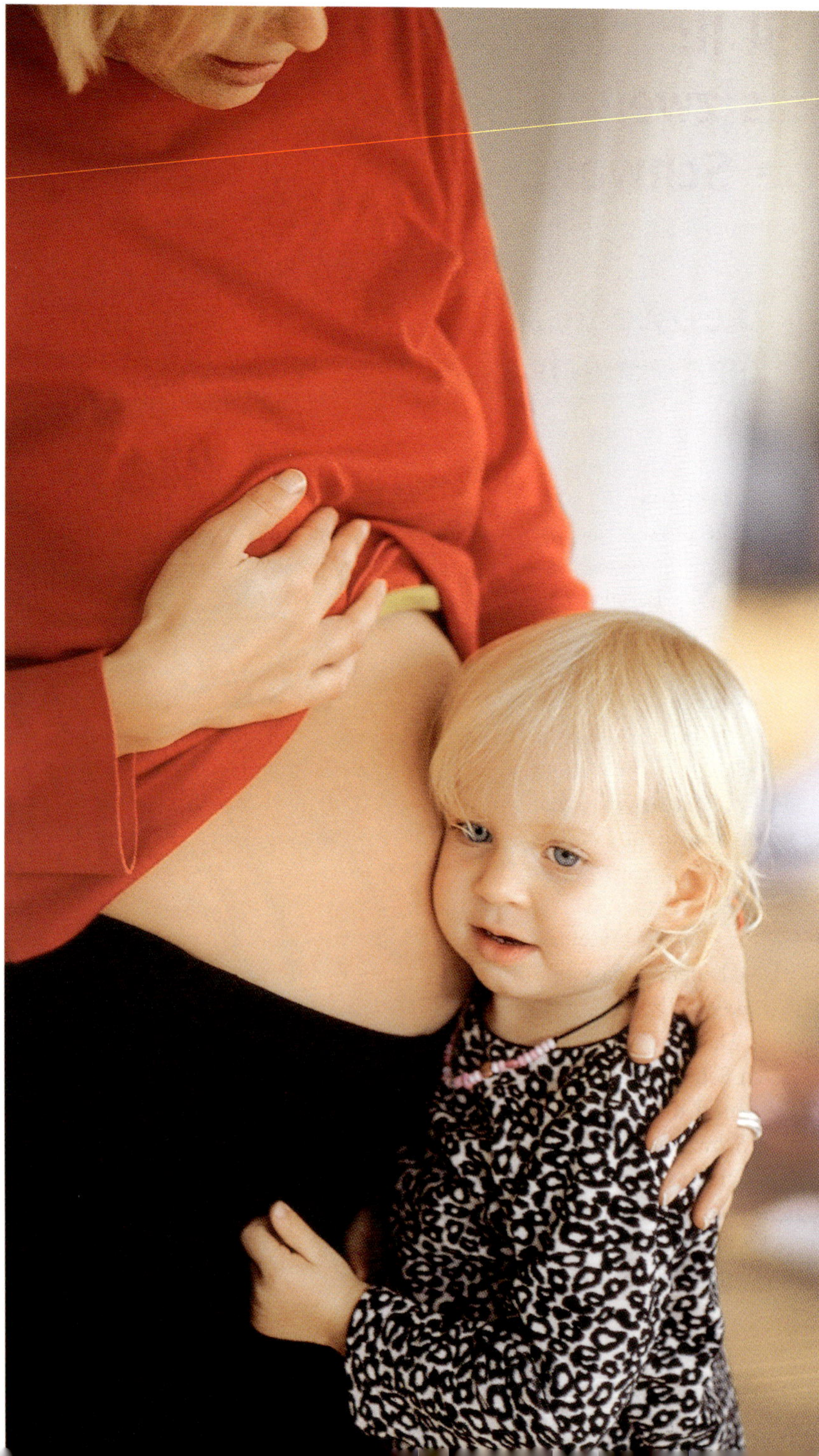

Teil II: Das zweite Kind ist unterwegs – die Schwangerschaft

13 Die zweite Schwangerschaft – Ist sie medizinisch anders als die erste?

Dies könnte das kürzeste Kapitel des Buches sein, mit einem Wort: Nein. Die physiologischen Abläufe der Befruchtung, der Einnistung des Embryos in der Gebärmutter, die Stoffwechselumstellung des mütterlichen Organismus – das alles unterscheidet sich nicht von einer Erstlingsschwangerschaft.

Aber: So unterschiedlich die Schwangerschaften zweier unterschiedlicher Frauen sein können, so unterschiedlich können auch Schwangerschaften derselben Frau bei zwei verschiedenen Kindern sein. An dem Prozess der Schwangerschaft sind ja immerhin zwei Lebewesen mit zwar ähnlicher, aber nicht identischer genetischer Ausstattung beteiligt und das Zusammenspiel dieser Organismen kann mehr oder weniger gut gelingen. Ob es sich dabei um die erste oder die zweite Schwangerschaft der Frau handelt, spielt medizinisch gesehen keine Rolle.

Eine Ausnahme bildet allerdings die Rhesusunverträglichkeit von Mutter und Kind. Sie bedeutet, dass eine Mutter gegen die Blutzusammensetzung ihres Kindes Antikörper bildet, sobald ihr eigenes Blut mit dem des Kindes in Berührung kommt. Das geschieht bei der ersten Geburt und bedeutet eine Gefahr für alle weiteren Schwangerschaften. Heutzutage wird das aber in aller Regel frühzeitig erkannt und die Antikörperbildung medikamentös unterbunden, sodass auch weitere Schwangerschaften gefahrlos möglich sind.

Bei meinen Umfragen zu diesem Thema wies eine Mutter auf einen weiteren Unterschied zu Erstlingsschwangerschaften hin, der aber nicht wirklich ein biologischer Unterschied ist: „Man wird schneller dick!“, sagte sie. Das stimmt. Und ist auch einfach zu erklären, denn Gewebe, das bereits einmal stark gedehnt wurde, dehnt sich in der Folge schneller und leichter, wenn es wieder ähnlich beansprucht wird. („Ausleiern" heißt das im Volksmund …)

Eine weitere körperliche Besonderheit kann es geben, die ebenfalls nicht auf wirkliche Unterschiede von aufeinander folgenden Schwangerschaften zurückgeht. Ein Arzt wies mich darauf hin, dass zweite und folgende Schwangerschaften deshalb schwieriger werden können, weil die Mutter älter und durch verschiedene Erkrankungen u.U. stärker geschädigt sein kann als eine junge Mutter. Das muss natürlich nicht in jedem Fall so sein, ist aber bei einer älteren Frau statistisch gesehen wahrscheinlicher. Sie kann ganz einfach ein paar Jahre länger als Raucherin gelebt haben, kann mehr Infekte durchgemacht haben, oder Veranlagungen zu chronischen Krankheiten, die eigentlich erst im höheren Alter zum Tragen kommen, können latent schon weiter fortgeschritten sein. Und da es in der Natur der Sache liegt, dass zweite Kinder von älteren Müttern geboren werden, fällt dieses Risiko hier eher ins Gewicht – allerdings vergleichbar mit älteren Müttern, die im gleichen Alter ihr erstes Kind bekommen. Als wirklichen Gegengrund für ein zweites Kind kann man diese im Einzelfall auftretenden Probleme nicht bezeichnen, und die meisten von ihnen lassen sich durch unsere weit entwickelte medizinische Betreuung auffangen.

Die Unterschiede, die es tatsächlich gibt, sind darauf zurückzuführen, dass eine Frau, die ihr zweites Kind bekommt, auf anderen Erfahrungen aufbaut und in einem anderen Umfeld schwanger ist, und darum soll es in den folgenden Kapiteln gehen.

14 Die zweite Schwangerschaft – Sie fühlt sich anders an

Auch wenn es keine biologischen Unterschiede zwischen einer ersten und den folgenden Schwangerschaften gibt – anders erlebt werden kann sie durchaus. Ich selbst war in der ersten Schwangerschaft stolz auf meinen Bauch. Und in den folgenden? Eher dankbar für das Geschick der Natur, ihn so unterzubringen, dass er mich nicht sonderlich gestört hat. Stolz war ich zwar auch, aber ich trug ihn nicht mehr vor mir her, sondern nahm ihn eher mit.

Diese Beiläufigkeit ist aber meist auch gepaart mit einer größeren Sensibilität für das, was sich in diesem Bauch abspielt. In der Regel spüren Zweitgebärende die ersten Kindsbewegungen früher als Erstgebärende. Ich vermute, dass das nicht darauf zurückzuführen ist, dass das Kind im Bauch anders liegt – wie sollte es auch –, sondern dass die Nervenbahnen, die die Kindsbewegungen signalisieren, bereits eingefahren sind und dem Gehirn schon früher klar mitteilen können, dass sich dort etwas bewegt. Immerhin können ja auch Schmerzen vom Körper „gelernt" werden, warum nicht auch das zarte Pochen im Bauch einer Schwangeren?

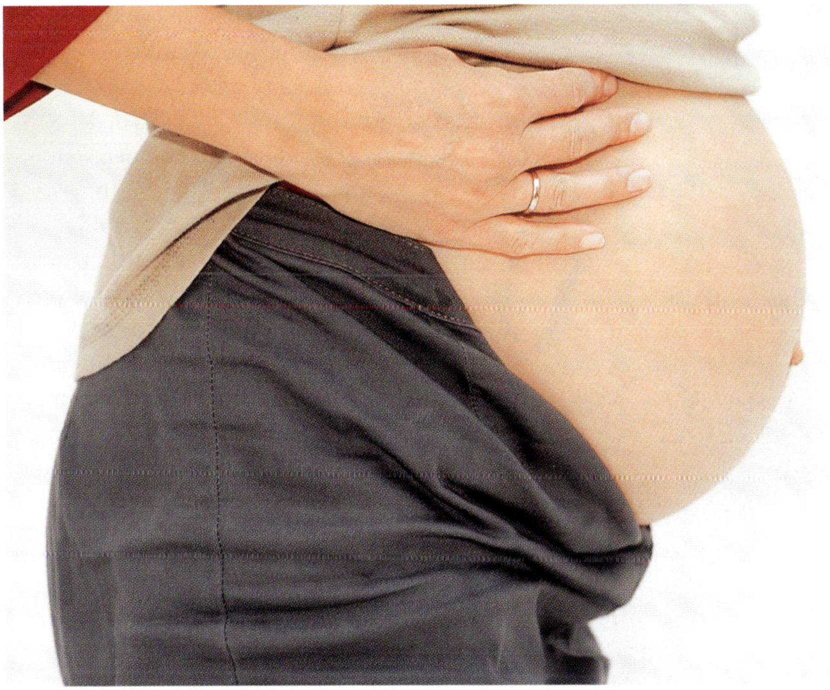

Diese größere Sensibilität können Sie dafür nutzen, um das auszugleichen, was in einer zweiten Schwangerschaft zwangsläufig zu kurz kommt: die Zeit, die Sie sich mit Ihrem Ungeborenen beschäftigen können. Übereinstimmend sprechen alle Frauen, die ihr zweites Kind erwarten, davon, dass sie viel weniger Muße haben, sich auf die neue Schwangerschaft einzustellen. Das ist nicht zu ändern, das ältere Kind fordert Aufmerksamkeit und Zuwendung. Wenn Sie aber deutlicher spüren, was sich in Ihrem Inneren abspielt, dann nehmen Sie diese intensiven Augenblicke als Perlen im Alltag – und trauern nicht darum, dass die zweite Schwangerschaft ihn nicht wie die erste vollständig vergoldet.

15 Die zweite Schwangerschaft – Die Zeit wird kurz

Eines werden Ihnen alle Frauen der Welt bestätigen, die ihr zweites Kind erwarten: Sie haben viel weniger Zeit und Muße, sich auf die Schwangerschaft einzulassen, als bei der ersten Schwangerschaft. Die Zeit zwischen Schwangerschaftstest und den ersten Wehen geht dahin wie im Flug und so manche Frau weint den schönen Zeiten heimliche Tränen nach, in denen sie während ihrer ersten Schwangerschaft ihren Bauch gestreichelt und eingeölt hat, warme Bäder genommen, schöne Musik gehört und ihren Mann das Strampeln des Babys hat fühlen lassen. Vielleicht hat sie im Büro über die Schreibmaschine weg vom kommenden Babylächeln geträumt, vielleicht den Einkauf um einen schönen Spaziergang durch den Park erweitert und dabei versonnen die Mütter mit den Kinderwagen beobachtet.

Und jetzt? Wenn Sie es noch nicht kennen, werden Sie es sicherlich kennen lernen: Sie wachen auf und kämpfen noch mit der ersten Übelkeit am Morgen, da steht Ihr liebes Kleines am Bett und jammert, weil es den Schnuller nicht findet, ist patschnass, weil die Windel verrutscht ist, und einen Schnupfen scheint es sich auch geholt zu haben. Statt des gemütlichen Tees am Morgen, bei dem Sie sich endlich mal Gedanken machen könnten, wo das zweite Kinderbett nun hin soll, kippt sich Muckelchen den Kakao auf die Hose, und haben Sie die Hose glücklich in der Waschmaschine und den Frühstückstisch abgeräumt, findet Ihr Kind einen Rest Banane hinter der Duplo-Kiste und bestreicht damit die Kinderzimmertür.

So kann es Abend werden und kurz vor der Tagesschau fällt Ihnen wieder ein, dass Sie ja schwanger sind, ach, wie schön …

Gerade Frauen, die gerne schwanger sind, bedauern sehr, dass sie so wenig Muße haben, auch zu diesem neuen Menschlein, das in ihnen heranwächst, schon früh eine Beziehung aufzunehmen. Und auch die, denen die zweite Schwangerschaft gerade nicht gelegen kommt, haben wenig Gelegenheit, sich innerlich mit diesem neuen Kind anzufreunden.

Es ist wohl einfach so: Im subjektiven Empfinden geht die zweite Schwangerschaft schneller vorbei.

Jedenfalls behaupten das die meisten Mütter. Ich selber kann mich an solche Empfindungen nicht erinnern. Meine Schwangerschaften waren alle gleich lang oder gleich kurz – und ich glaube, ich weiß auch, warum:

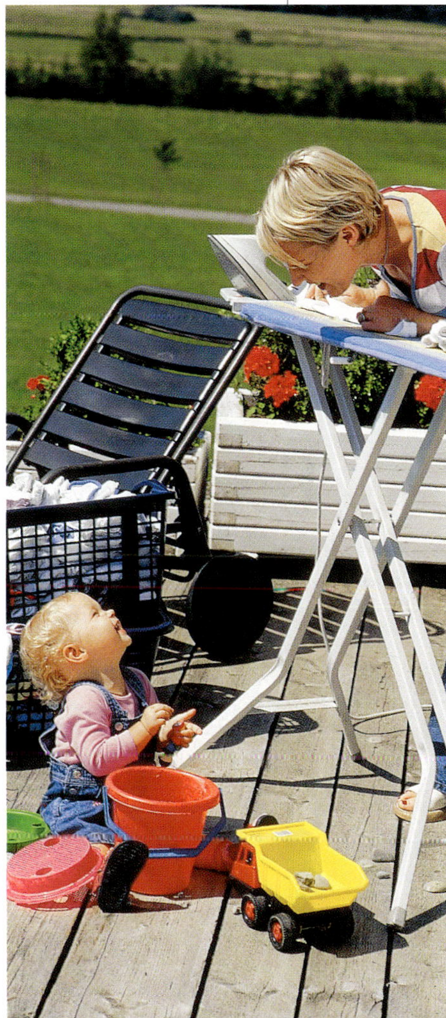

Zeiterleben ist eine höchst merkwürdige Sache. Unser Gehirn hat zwar tausend Möglichkeiten, aber die Möglichkeit, Zeit exakt zu messen, die hat es nicht. Um unsere Vergangenheit im Gedächtnis zu archivieren, genügt unserem Gehirn die Intensität der Eindrücke. Nach denen sortiert es und nicht nach der absoluten Länge der Ereignisse.

So wird schon einmal alles, was neu ist, intensiver registriert als Gewohntes und als „gewichtig" im Gedächtnis abgespeichert. Sie brauchen nur einmal auf dem Eiffelturm gestanden zu haben, und Paris aus der Vogelperspektive ist ein Eindruck, den Sie aus Ihrer Erinnerung immer wieder abrufen können. Wenn Sie aber immer wieder hinaufsteigen, ändert sich so gut wie nichts an dem Erinnerungsbild, seien Sie nun zehn oder zwanzig Mal dort oben gewesen.

Mit der Schwangerschaft ist das nicht viel anders. Das erste Mal ist neu, spannend, aufregend, unbekannt, und wie eine unbekannte Strecke, die wir das erste Mal laufen oder fahren, kommt sie uns ungeheuer lang vor. Beim zweiten Mal ist schon vieles bekannt, und schon allein deshalb kommt sie uns kürzer vor. Dazu kommt natürlich, dass das größere Geschwisterkind die Aufmerksamkeit so oft von dem wachsenden Bauch abzieht, dass dieser in der Wahrnehmung sozusagen „in Sprüngen" wächst.

Und warum ich meine Schwangerschaften als ziemlich gleich lang erlebt habe? Ich denke, das kommt durch die jeweils unterschiedlichen, aber jeweils auch aufregenden Begleiterscheinungen. Während der ersten Schwangerschaft habe ich mein Examen gemacht und wir sind aufs Land gezogen, bei der zweiten lebten wir gerade das erste Jahr an einem ganz neuen Wohnort und sind obendrein in die Politik eingestiegen, während der dritten habe ich an einer Bürgerinitiative gegen ein landschaftszerstörerisches Industrieprojekt mitgearbeitet, gleichzeitig mein erstes Buch geschrieben und noch in unserem Haus eine neue Küche gebaut, und während der vierten schrieb ich mein dickstes Buch „Schwangerschaft, Geburt und erstes Lebensjahr" (Schwangerschaft, Geburt und erstes Lebensjahr. Ein Begleiter für werdende Eltern, Rowohlt, Reinbek bei Hamburg 1988, neu überarbeitet 2000). Diese Umstände färbten meine „anderen Umstände" jeweils sehr unterschiedlich ein, und so kann ich gar nicht sagen, dass mir eine Schwangerschaft länger oder kürzer als die als die vorangegangene(n) vorgekommen wäre.

Wenn sich aber Ihre Lebensumstände während Ihrer zweiten Schwangerschaft nicht wesentlich ändern, dann ist es ganz normal, wenn Sie Ihnen viel schneller vorbeizugehen scheint als die erste.

Vielleicht gefällt Ihnen das nicht. Vielleicht möchten Sie sich wie beim ersten Mal in aller Ruhe innerlich auf das neue Baby einstellen. Dann bauen Sie sich doch „unbekannte" Wegmarken ein, an denen Ihr Zeitempfinden innehalten kann: einen Urlaub an einem unbekannten Ort, die Teilnahme an einem Geburtsvorbereitungskurs (am besten einem für Zweitgebärende, vgl. auch 18. Kapitel, Seite 67), laden Sie sich Besuche übers Wochenende ein und unternehmen Sie schöne Dinge, besorgen Sie sich besonders schöne Bücher und lesen sie genüsslich, jeden Abend ein halbes Stündchen, gehen Sie regelmäßig schwimmen, falls Sie das nicht ohnehin schon tun, gönnen Sie sich ein Theaterabonnement plus Babysitter. Alles, was Sie neu in Ihren Alltag einführen, nimmt Ihre Aufmerksamkeit besonders in Anspruch und „bremst" dabei Ihr Zeitempfinden. Wenn diese neuen Gewohnheiten obendrein etwas mit Ihrem neuen Baby zu tun haben, dann werden Sie am Ende nicht das Gefühl haben, dass dieses Kind fast ohne Vorwarnung in Ihr Leben einbricht.

Neben diesen „Besonderheiten", mit denen Sie dem Erleben Ihrer zweiten Schwangerschaft Gewicht verleihen können, können Sie natürlich auch im einfachen Alltag dafür sorgen, sich kleine Zeitinseln für Ihr zweites Baby zu verschaffen:

- ein Bauchstreichelstündchen vor dem Einschlafen, vielleicht mit Ihrem Mann? So gelingt es ihnen vielleicht, das ältere Kind innerlich einmal auszublenden und sich ganz dem Winzling in Ihrem Bauch zuzuwenden;
- ein kleiner Abendspaziergang, wenn Ihr Partner zu Hause ist und auf das ältere Kind aufpassen kann;
- eine freie Stunde auf dem Sofa oder in der Badewanne, während Ihr Partner etwas mit dem „Großen" unternimmt;
- ein kleines Bauch-Streichel-Ritual, wenn das „Große" im Kindergarten ist oder seinen Mittagsschlaf hält;
- oder Sie leisten sich einen Babysitter, der das Schwesterchen oder Brüderchen auch mal mit zu sich nach Hause nimmt, während Sie mit Ihrem Partner eine kleine „Bauch-Feier" machen.

Aber seien Sie realistisch: Auch mit diesen kleinen Arrangements werden Sie Ihre zweite Schwangerschaft nicht so zelebrieren können wie die erste. Das klingt bedauerlich, und doch kann gerade das eine gute Hilfe sein, mit den Unannehmlichkeiten, die ein dicker Bauch nun mal mit sich bringt, leichter fertig zu werden. So manches Zwicken, was eine Erstlingsschwangere schwer ins Grübeln bringt, wird von einer Zweitgebärenden einfach übergangen – gezwungenermaßen – und ist auf einmal von selbst verschwunden. Ein Beispiel: Da stellt eine Erstlingschwangere fest, dass sie mehrmals in der Nacht zur Toilette muss, das kommt vor. Aber sie ist es nicht gewöhnt, findet es lästig, trinkt vielleicht weniger, liest dann aber irgendwo, es sei wichtig, viel zu trinken, hat aber tagsüber keine Zeit und keine Lust, drei Liter Flüssigkeit zu sich zu nehmen, und schon hat sie ein Problem.

Und wenn sie ihr zweites Kind erwartet? Dann geht sie noch mal schnell zur Toilette, wenn sie das größere Kind getröstet hat, weil es von einem wilden Traum geweckt worden war, und wenn sie noch mal raus muss, freut sie sich, dass das Kind nicht auch noch wach geworden ist, und am Morgen hat sie die ganze Angelegenheit vergessen.

Mein Mann und ich haben sowohl während der ersten wie auch den weiteren Schwangerschaften immer irgendwelche Renovierungsarbeiten gemacht. Was haben wir uns am Anfang für Gedanken gemacht, was ich wohl heben kann und wie weit ich mich strecken kann – und später? Ich habe einfach alles gemacht, was ging, und was nicht ging, habe ich schon rechtzeitig gemerkt. Gerade das Heben ist ein solches Thema. Während der ersten Schwangerschaft kann man es weitgehend vermeiden, während der zweiten steht da ein Fratz und will ständig auf den Arm – was tut Mutter? Hebt ihn hoch, so oft sie kann. Natürlich darf das nicht dazu führen, dass Sie ernsthafte Anzeichen von möglichen Komplikationen ignorieren, aber die sind meist hartnäckig genug, um nicht übergangen zu werden.

Diese größere Beiläufigkeit, die das zweite Kind von der Schwangerschaft an zwangsläufig erfährt, verschafft ihm eine große Chance, die die ersten Kinder oft nicht haben: einen größeren Freiraum für selbst gesteuerte Entwicklungen. Grämen Sie sich also nicht zu sehr, wenn Sie glauben, Ihrem Zweiten schon während der Schwangerschaft mehr Zeit und Aufmerksamkeit schuldig zu sein – es wird nicht zu kurz kommen, auch wenn Sie es ab und zu vergessen.

16 Die zweite Schwangerschaft – Die Partnerschaft verändert sich

Eine zweite Schwangerschaft ist wie die Reise in ein fremdes Land, in dem man bereits einmal gewesen ist. Es ist aufregend, es ist schön, es ist spannend – aber auf dem Weg eröffnen sich nicht immer wieder völlig neue Ausblicke. Man weiß schon ungefähr, was da kommt, und vergleicht eher das, was man sieht, mit dem, was man schon kennt.

Aber etwas ist doch anders, denn bei der „Reise" durch die zweite Schwangerschaft hat sich die Reisegesellschaft verändert. Sie nehmen jetzt Ihr älteres Kind mit und allein dadurch verteilen sich die Rollen neu.

Sie und Ihr Partner haben jetzt doppelte Verantwortung: Verantwortung für Ihren Bauch und Verantwortung für das Geschwisterkind. Und daran, wie Sie diese Verantwortung aufteilen und wie gut Sie mit dieser Aufteilung leben können, zeigt sich die Tragfähigkeit Ihrer Partnerbeziehung.

Bei den meisten Familien, mit denen ich sprach, hat das zweite Kind in der Partnerschaft einen Schub in Richtung traditionelle Rollenverteilung ausgelöst. Solange nur ein Kind da ist, versuchen viele Frauen noch, sich am Ideal der selbstständigen, berufstätigen Frau auszurichten, die nur zeitweise vom Beruf pausiert. Kommt dann das zweite Kind, rückt dieses Selbstbild in immer weitere Ferne. Ob Sie mit dieser Veränderung gut zurechtkommen oder nicht, hängt davon ab, wie

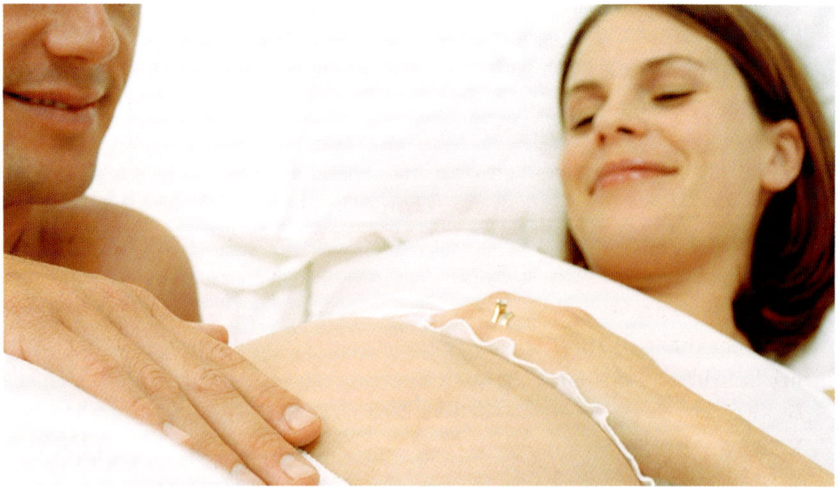

wichtig dieses Ideal für Sie ist. Bei mir war es so, dass ich mit der zweiten Schwangerschaft und dem zweiten Kind das Gefühl hatte, erst richtig zu Hause angekommen zu sein. Jetzt durfte ich Hausfrau und Mutter sein, jetzt „lohnte" sich das – mit einem Kind war es mir irgendwie übertrieben vorgekommen. Für meinen Mann war es auch keine Frage, dass die Person, die das Kind körperlich „hervorbrachte" und dann auch stillte, sinnvollerweise zu Hause blieb. Das war in dem Augenblick für uns richtig. Sicher gibt es auch andere Lösungen, die sich aber in der Regel von dem Arrangement unterscheiden werden, das getroffen wurde, als das erste Kind geboren war.

Wenn ein Paar das zweite Kind erwartet, findet man häufig folgende Rollenverteilung: Die Mutter macht sich viele Gedanken, wie das denn werden wird mit zwei Kindern und ob sie den Anforderungen gewachsen sein wird. Der Vater dagegen sieht dem zweiten Kind meist gelassener entgegen. „Das wird schon irgendwie!" ist seine optimistische Einschätzung.

„Irgendwie" hat ja auch das erste Kind sich selbst und die Eltern auf die Plätze gesetzt, von denen aus sie das junge Familienleben gestalten. Und wenn sich die Eltern Gedanken machen, wie wohl sie sich auf diesen Plätzen fühlen, dann haben Väter in der Regel mehr Gründe, sich dabei auf die Schulter zu klopfen.

Denn wenn sie zu den „fortschrittlichen" Vätern gehören, die sich intensiv um ihre Kinder kümmern, können sie in jedem Fall für sich verbuchen, dass sie – anders als ihre eigenen Väter – ihre Frauen unterstützen und ihre Kinder fördern. Kommt nun ein zweites dazu, können sie auf diese Verdienste nur noch drauflegen. Und wenn das nicht ganz klappt, ist das kein Versagen, sondern dann ist ein Mehr eben einfach nicht drin, sie tun ja ihr Bestes.

Und wenn sie traditioneller eingestellt sind? Dann überlassen sie die Kinderbetreuung ohnehin eher der Mutter, und bei der hat es mit einem ja auch „irgendwie" geklappt. Und „irgendwie" wird sie das Zweite ja auch noch bewältigen. Zumal sie nicht die erste Frau der Welt ist, die das „irgendwie" schafft.

Und die Mütter? Sie haben mit dem ersten Kind im Grunde genommen nichts besonderes geleistet. Im Gegenteil, aus ihrer Verwandtschaft tönt ihnen möglicherweise abschätzige Verwunderung entgegen, wie man sich mit einem einzigen Kind so anstellen kann. Die vielleicht noch kinderlosen Freundinnen lächeln ein bisschen und warten eigentlich nur darauf, dass sie endlich wieder aus ihrem Windelberg auftauchen. Und obendrein lesen sie in der jüngsten Ausgabe der Elternzeitschrift, dass mangelhafte Zuwendung seitens der Mütter den Kindern irreparable Schäden fürs Leben zufügen würden …

Kein Wunder, dass Müttern eher bang wird angesichts dessen, was mit zwei Kindern von ihnen gefordert werden wird.

Und wenn man jetzt hinzunimmt, dass Männer häufig einen anderen Kommunikationsstil haben als Frauen, dann kann es schon dazu kommen, dass bei aller Vorfreude auf das zweite Kind auch Irritationen auftreten.

„Ich weiß gar nicht", sagt da die Frau, „wie ich das alles schaffen soll! Wenn das nun ein Schreibaby wird, oder wenn das Große eifersüchtig wird, oder ob das wohl mit dem Stillen klappt, wenn ich keine rechte Ruhe dazu habe …!" und gibt damit ihrem Gefühl Ausdruck, sich vor vielleicht auftretender Überforderung zu fürchten. Sie wünscht sich ein bisschen Verstandensein und Trost.

Und er? Meint, er soll eine Lösung für das Problem schaffen. Aber das geht nun logischerweise noch nicht, denn es ist ja noch gar nicht aufgetreten. „Ach, warte es doch erst einmal ab!", sagt der Mann, denn wie soll er eine Schwierigkeit aus der Welt schaffen, die sich noch gar nicht greifen lässt?

„Das wird schon irgendwie!" – mehr lässt sich aus diesem Blickwinkel wirklich nicht sagen. Und da, wie oben schon angedeutet, für ihn eigentlich die eher verdienstvolle Rolle in Aussicht steht, braucht er sich ja auch weniger zu sorgen.

Ob das nun zu unerfreulichen Auseinandersetzungen führt oder nicht, hängt sicher von den individuellen Umständen ab. Ist die Partnerschaft ohnehin schon belastet, fügt dieses beiderseitige Unverständnis den bestehenden Konflikten noch einen hinzu. Ist sie intakt und tragfähig, wird vielleicht der eine über den anderen schmunzeln und die beiden werden zu gemeinsamer Vorfreude übergehen können.

Vielleicht hilft Ihnen aber diese kleine Überlegung auch, bei Ihnen auftretende Irritationen zu erklären.

Für den Vater: Wenn Sie wissen, dass Ihre Partnerin vor einer diffusen gesellschaftlichen Anforderung steht, die sie eigentlich gar nicht besonders gut machen kann, weil sie für das gehalten wird, was Frauen sowieso „von Natur aus" können, werden Sie ihre Befürchtungen vielleicht nicht mehr als unverständlich und irrational einstufen. Sie können ihr dann zugestehen, dass das, was da auf sie zukommt, wirklich wie ein Berg vor ihr liegt. Wenn Sie ihr ernsthaft zusichern: „Wir schaffen das schon, ich werde dir helfen!", statt leichthin zu sagen: „Das wird schon irgendwie!", dann haben Sie viel für Ihre Partnerschaft getan.

Für die Mutter: Wenn Sie sich klarmachen, dass auf Ihren Partner zum einen eine echte Chance wartet, sich zusätzliche Lorbeeren zu verdienen, zumindest aber die Gefahr zu versagen, ziemlich gering ist, brauchen Sie seinen Optimismus nicht als mangelndes Einfühlungsvermögen zu verstehen. Noch dazu, weil ein Vater meistens lieber handelt als sich mit Gefühlen zu befassen. Handeln kann er aber erst, wenn das Kind da ist. So gesehen braucht Ihnen sein „Es wird schon irgendwie" nicht mehr als Gefühllosigkeit zu erscheinen, sondern als eine für ihn richtige Einschätzung seiner Lage.

17 Veränderungen für das Geschwisterchen

Als ich die ersten Ahnungen hatte, ich könnte zum zweiten Mal schwanger sein, war ich dummerweise allein mit meinem „Ältesten", der damals zweieinhalb Jahre alt war. Mein Mann war für zwei Wochen unterwegs und nicht zu erreichen. Wir waren gerade umgezogen, von vertrauten Freunden war weit und breit nichts zu sehen. Aber so eine Ahnung – oder besser: gefühlte Sicherheit! – mit mir herumzutragen, ohne mit jemandem darüber zu sprechen, das brachte ich nicht fertig. Also sagte ich eines Morgens, als wir im Bett so richtig schön am Kuscheln waren, zu meinem Söhnchen: „Weißt du was, ich glaube, in meinem Bauch wächst ein Baby!"

Wie Männer nun mal sind, wollte er der Sache gleich auf den Grund gehen, riss mir die Decke vom Bauch und rief: „Mal gucken!"

Was sah er? Nichts.

Nun war ich wieder am Zug und musste erklären. Wahrscheinlich habe ich viel zu viel geredet.

Ich weiß nicht, wie er diese Enttäuschung letzten Endes verkraftet hat. Irgendwann war das Baby in meinem Bauch auch für ihn Realität, und er achtete sehr streng darauf, dass ich keinen „Leute-Kaffee" trank, „Kinder-Kaffee" hat er mir zugestanden.

Diese kleine Szene zeigt sehr deutlich, in welcher Situation sich ein Kleinkind befindet, dessen Mutter wieder schwanger ist:

- Die Mutter ist emotional sehr mit sich selbst beschäftigt.
- Sie kommt in die Versuchung, das Kind schon für so groß zu halten, dass es weit in die Zukunft blicken kann.
- Real ist für das Kind zunächst keine Veränderung zu bemerken. Ein Kleinkind würde sich wahrscheinlich nicht einmal über den dicken Bauch der Mutter wundern, denn es nimmt die Welt einfach wie sie ist, und wenn Mütter dicker werden, dann ist das eben so.
- Das Kind bewältigt die Situation am besten dadurch, dass es etwas *tut.* Zuerst wollte mein Sohn *nachschauen* – damit hatte ich gar nicht gerechnet. Und dann achtete er darauf, was ich zu mir nahm. Essen – das war für ihn greifbar. Irgendwelche Vorstellungen, wie das sein würde, wenn ein Baby im Haus wäre, konnte er sich nicht machen.

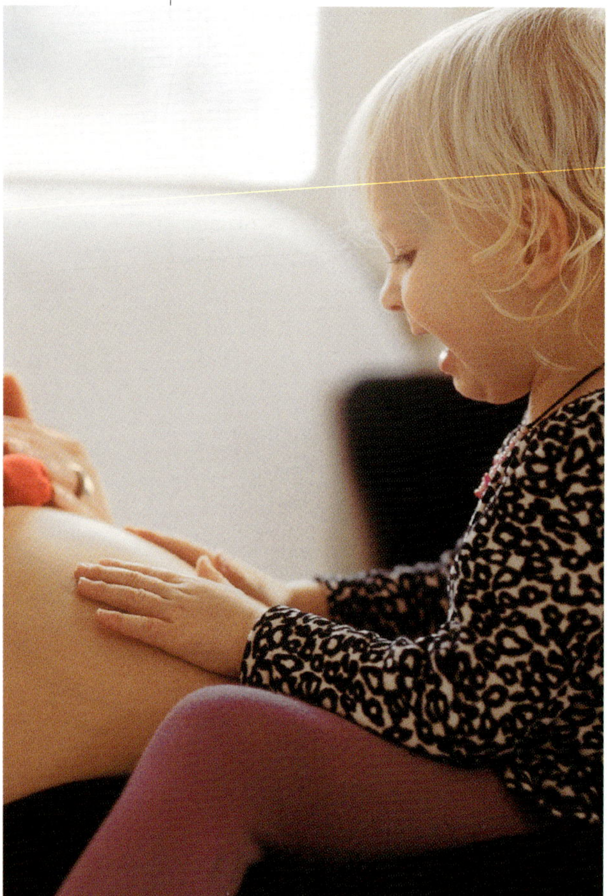

Später hatte ich ja dann schon ältere Kinder, wenn ich wieder schwanger war. Dann sah die Sache anders aus, sie konnten in ihrem Kopf begreifen, was da vor sich ging. Durch freundliches Erzählen und Bilderbuch-Betrachten ist ein Schulkind ganz gut in die Lage zu versetzen, dieses umwälzende zukünftige Ereignis der Geburt eines Geschwisterchens in der Vorstellung ein wenig vorwegzunehmen.

Natürlich weiß niemand, was in so einem kleinen Kopf wirklich vor sich geht, wenn die Mutter auf einmal von noch einem Winzling in Anspruch genommen wird, wenn auch zunächst unsichtbar. Aber ein bisschen Fantasie und Einfühlungsvermögen können uns dem schon nahe bringen.

Ich denke, eine Mutter ist für kleine Kinder so etwas wie eine große „Beschützungsmaschine", die automatisch anspringt, wenn die Welt nicht so funktioniert, wie sich das Kind das vorstellt. Wenn der Bauklotzturm immer wieder in sich zusammenfällt, wenn der Spielkamerad die Schaufel geklaut hat, wenn der Tee zu heiß war und der Traum zu beängstigend – Mama ist zur Stelle. Dass diese „Beschützungsmaschine" aber keine Maschine ist, sondern ein Mensch mit Gefühlen, Stärken, Schwächen, mit schwankendem Kraftpegel, und dass sie sich manchmal genauso ausgeliefert fühlt wie das Kind selbst – das weiß es nicht.

Das Entscheidende an dieser „Maschine" sind nun gar nicht unbedingt die vielen verschiedenen „Funktionen", die sie beherrscht – die Beherrschung von widerborstigen Bauklötzen, die Autorität gegenüber bösen Buben, die Macht über den Wasserhahn mit dem kalten Wasser, um den verbrannten Mund zu kühlen, oder die warme, weiche Brust, an der sich Alpträume verflüchtigen – nein, das Entscheidende ist die *Antenne*, die zuverlässig empfängt, wenn Not am Mann ist.

Diese Antenne wird nun anders ausgerichtet, sie hat nicht mehr nur einen, sondern zwei Sender zu empfangen. Und wie das so ist mit technischen Umstellungen, am Anfang geht meistens etwas schief.

Ich möchte den Vergleich nicht überstrapazieren, aber das Bild von einer „Antenne", die Mütter für ihre Kinder haben, ist weit verbreitet. Unterschwellig ist sie ständig bereit zu reagieren, wenn Signale aus Richtung Kind sie erreichen. Das muss nicht einmal hörbar sein, auch wenn Kinder zu lange still sind, beschleicht Mütter Unbehagen. Jede Abweichung von dem als normal gespeicherten Geräuschpegel versetzt sie sofort in Aktionsbereitschaft.

Dieser Aufmerksamkeitspegel ändert sich, wenn sich ein zweites Kind angemeldet hat. Anfangs noch nicht dramatisch, aber für das feine Gespür eines Kleinkindes doch schon fühlbar. Sei es, dass die anfängliche Übelkeit die Reaktionen verlangsamt, sei es eine zunehmende Nachdenklichkeit, die eine Mutter ablenkt, sei es die zunehmende körperliche Schwerfälligkeit – in all diesen Winzigkeiten spürt das ältere Kind eine Veränderung und reagiert darauf.

War es früher vielleicht mit einem einzigen Abendlied zufrieden, kann es sein, dass nun die Mutter fünf singen muss oder gar nicht mehr aufhören darf, weil das Kind ihre Geistesabwesenheit bemerkt und sich sagt, dann müsse es ihren Geist eben festbinden. Ließ es sich zuvor willig füttern, fängt es nun vielleicht an, das Essen wieder auszuspucken oder den Mund zuzukneifen anstatt ihn schön aufzusperren, weil es sehr genau spürt, dass die Mutter, während sie ihm den Löffel hinhält, an ganz etwas anderes denkt.

Mit solchen Reaktionen müssen Sie rechnen, und je besser Sie sie aus der Sicht des Kindes verstehen, umso eher werden Sie auch damit umgehen können.

Sie sollten allerdings auch nicht zu viele Veränderungen an Ihrem Kind Ihrer Schwangerschaft anlasten. Oft fällt diese Zeit mit dem berühmten „Trotzalter" zusammen, in dem die Kinder durch allerlei Widerborstigkeiten ihre eigenen Kräfte ausprobieren. Die treten auf, ob mit oder ohne Schwangerschaft der Mutter. Mit dickem Bauch ist es vielleicht körperlich schwieriger, ein tobendes Kleinkind wieder zu beruhigen. Aber eines ist auch leichter: das Kind aus seiner Rolle als Baby zu entlassen, aus der es sich strampelnd selbst herauswinden will.

Für Ihr Kind kommt mit Ihrer Schwangerschaft ein Aspekt des Lebens ins Blickfeld, mit dem sich Kinder, die kein Geschwisterchen erwarten, in diesem Alter noch nicht von selber auseinander setzen: die Zukunft. Je kleiner ein Kind, desto mehr lebt es in der Gegenwart und desto weniger kann es sich überhaupt vorstellen, dass irgendetwas in der Zukunft passieren wird. Wenn jetzt Eltern ihrem Kind erzählen, dass ein Geschwisterchen unterwegs ist, dann stellen sie das Kind vor eine geistige Aufgabe, der es umso weniger gewachsen ist, je jünger es ist.

Die meisten Kinder, die von der Schwangerschaft erzählt bekommen, vergessen sie einfach wieder. Oder richtiger: Diese Tatsache spielt für sie dieselbe Rolle wie der berühmte Sack Reis in China. Es sei denn, die Schwangerschaft lenkt die Mutter stark von ihnen ab, aber das könnte auch eine pflegebedürftige Großmutter. Ein Kleinkind mag zwar *wissen*, dass das Baby kommt, glaubt aber trotzdem, alles bliebe wie immer. Sie können es nicht mit Worten auf die Ankunft eines Geschwisterchens vorbereiten, sondern allein mit Taten, indem Sie sein kleines Lebensumfeld so gestalten, dass es in ein paar Monaten auch sein Geschwisterchen darin unterbringen kann. Es braucht gar nicht zu wissen, dass es deshalb öfter zur Oma gebracht wird, damit es im entscheidenden Moment auch gerne dort bleibt, oder dass Papa deshalb öfter mit ihm auf den Spielplatz geht, damit es erfährt, dass auch er ein prima Tröster ist, wenn es von der Schaukel purzelt.

Ist Ihr Kind kein Kleinkind mehr, ist das etwas anders – aber wirklich nur „etwas"! Als unser viertes Kind unterwegs war, waren die beiden ältesten schon Schulkinder. Ihnen hatten wir gesagt, dass das Baby kommt, wenn die Blätter an den Bäumen draußen sind. Es war eine elende Warterei! Und dann kamen die ersten Blätter, aber das Baby immer noch nicht. Die Blätter wurden größer und größer und unsere Glaubwürdigkeit als Eltern war schon fast dahin, da wurde endlich doch wahr, was Mama und Papa vor urewigen Zeiten angekündigt hatten.

Diese Eigenart der Zeitwahrnehmung sollten Sie bedenken, wenn Sie überlegen, wann Sie dem Kind die Neuigkeit mitteilen, dass ein Baby unterwegs ist. Für ein Kind ist es *nicht* besser, wenn es lange vorher weiß, was auf es zukommt, anders als bei einem Erwachsenen. Das heißt nicht, dass Sie dem Kind nichts sagen sollten. Aber dass ihm dieses Wissen dazu verhelfen wird, sich innerlich auf das kommende Ereignis vorzubereiten, das können Sie nicht erwarten. Sagen Sie es ihm, weil Sie gerne ein Geheimnis mit ihm teilen wollen, das ist in Ordnung und schön für Sie beide. Es bleibt Ihnen dennoch die Aufgabe, praktische Arrangements zu treffen, die es dem Großen erleichtern, das Kleine zu akzeptieren.

Was tun?

Wird Ihr Kind bei der Geburt des Babys unter drei Jahren sein,

- sollten Sie versuchen, sich an den „Angelpunkten" im Tagesablauf möglichst konzentriert Ihrem Kind zuzuwenden, auch wenn Ihnen vielleicht ein bisschen übel ist oder Sie besonders müde sind. Frühstücken Sie wie immer, machen Sie wie immer Ihren kleinen Spaziergang, bringen Sie Ihr Kind mit dem gleichen

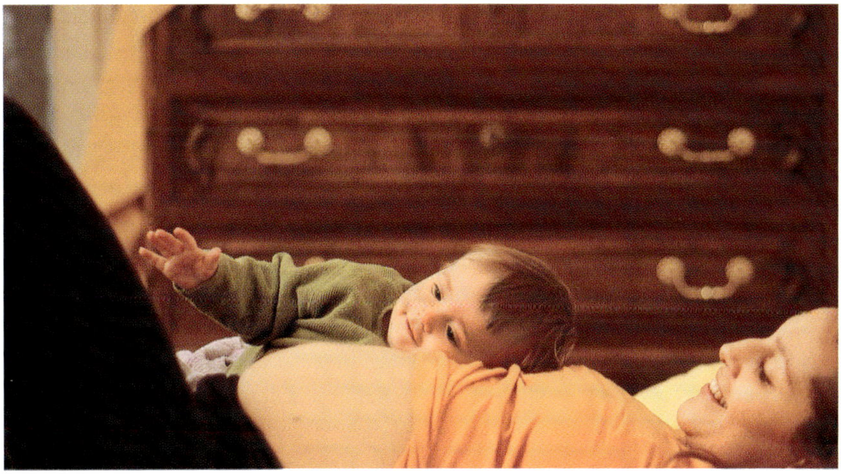

Ritual zu Bett wie immer. Jetzt am Anfang Ihrer Schwangerschaft brauchen Sie noch nicht zu glauben, das Kind müsse sich doch an Veränderungen gewöhnen, im Gegenteil. Die größte Sicherheit geben Sie ihm, wenn sich jetzt noch möglichst wenig ändert. Dann wird es in einem halben Jahr so gefestigt sein, dass es die dann kommenden Veränderungen umso besser verkraftet;

- sollten Sie Ihren Partner bitten, Ihnen Zeit für sich und das Ungeborene zu schaffen, indem er sich mehr um das ältere Kind kümmert. Das schafft Ihnen die Stunden, die Sie sich auf Ihre Schwangerschaft konzentrieren können, und Ihr Partner und das ältere Kind bauen eine Vertrautheit auf, die dann, wenn das Baby geboren ist, für alle Gewinn bringend ist;
- sollten Sie Ihr Kind in Kindergruppen, in Mütterzentren oder bei Bekannten mit kleineren Babys in Kontakt bringen. Es muss ja früher als von der Natur geplant sich schon als „groß" fühlen, da kann es an anderen kleinen Babys schon ein bisschen üben, bevor das eigene Geschwisterchen geboren wird.

Wird Ihr Kind bei der Geburt des Geschwisterchens drei Jahre oder älter sein,

- sollten Sie es spätestens jetzt in einem Kindergarten anmelden. Vielleicht wird es anfangs, wenn es gerade dreijährig dort hingebracht wird, noch nicht viele Stunden dort aushalten, aber es kann dann damit beginnen, sich einen kleinen Lebensbereich außerhalb der Familie zu erobern;

- könnten Sie ihm ein oder zwei Bilderbücher beschaffen, in denen erzählt wird, wie in einer Familie ein Geschwisterchen ankommt. Diese brauchen für Dreijährige noch keine sexualaufklärerischen Inhalte zu haben, sondern sollten eher thematisieren, wie das eigentlich ist, wenn auf einmal ein Baby in einer Familie ist. Natürlich sollten Sie ihm sagen, dass das Kind in Ihrem Bauch wächst, aber wie es hinein- und dann hinauskommt, brauchen Sie erst dann zu erzählen, wenn das Kind danach fragt. Ab etwa vier Jahren kommen Kinderbücher zum Zuge, die das „Wie hinein und wie hinaus“ mit zum Thema haben. (Anregungen finden Sie in der Literaturliste im Anhang.) Wählen Sie das aus, das Ihnen am besten gefällt. Je lieber Sie es vorlesen, umso schöner wird das Erlebnis „Schwangerschaft“ für Ihr größeres Kind. Dann machen Sie es vielleicht wie wir – wir haben unseren Jan mit über meinen Speisezettel wachen lassen: Er passte auf, dass ich keinen Bohnenkaffee trank! Das kam damals eher zufällig, erwies sich aber als ganz gut für alle. Er fühlte sich stolz, dass er sogar schon auf das Baby im Bauch aufpassen konnte, und mir half es, konsequent zu sein. Der Bohnenkaffee wäre zwar nicht wirklich schlimm für die Schwangerschaft gewesen, aber noch besser war es sicher ohne. Dafür müssen Sie allerdings vorher überlegen, was Sie wirklich mögen und auf was Sie wirklich verzichten wollen. Sie müssen Ihr Kind ja nicht auf den Bohnenkaffee ansetzen. Lassen Sie es beim Einkauf Obst für das Baby aussuchen, das kann für das Kind schön und für Sie lecker sein! Vielleicht lassen Sie sich auch von dem älteren ein bisschen füttern und spielen gemeinsam, es füttere das Baby …;
- dann ist ein dicker Bauch für es durchaus schon etwas Besonderes. Meine Kinder liebten es, „Minimum“, wie sie das Baby in Anlehnung an ein Kinderbuch (siehe Anhang) getauft hatten, Küsschen zu geben, vorzugsweise auf meinen hervorstehenden Nabel. Es ist auch wunderbar, zu fühlen, wie das Baby in dem Bauch strampelt! Je konkreter und fühlbarer das Baby wird, umso leichter können Geschwister damit umgehen, dass ihre Mama manchmal nicht mehr so kann, wie sie es gewöhnt waren;
- dann können Sie es durchaus auch schon bei der Beschaffung der Babyausstattung mit einbeziehen. Langweilige Dinge wie Watte und Windeln besorgen Sie vielleicht besser allein, aber wenn das große Schwesterchen oder Brüderchen eine Strampelhose oder eine Wolldecke aussuchen darf, bekommt die Vorerwartung etwas Greifbares und wird im besten Falle sogar zu Vorfreude.

18 Wenn Geburtsvorbereitung nicht mehr stattfindet

Die guten Gründe, aus denen man auf eine Geburtsvorbereitung verzichten kann

Als ich mein zweites Kind erwartete, war alles anders als beim ersten Mal – und doch hatte ich merkwürdigerweise nicht das Bedürfnis, mich auf das neue Ereignis vorzubereiten.

Ähnliches berichteten mir viele Mütter von zwei und mehr Kindern – und ist das eigentlich wirklich merkwürdig? Denn aus dem, was alles anders ist, lässt sich schon ablesen, warum viele Frauen bei der zweiten Schwangerschaft auf intensive Geburtsvorbereitung verzichten.

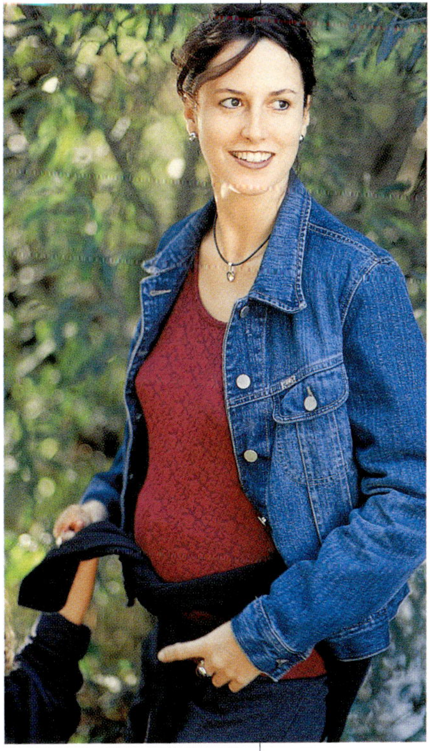

Eine Frau, die schon einmal ein Kind zur Welt gebracht hat,

- kennt den Ablauf einer Geburt und braucht keine Informationen mehr über Vorwehen, Eröffnungswehen und was immer sich bei einer Geburt abspielt;
- hat es schon einmal geschafft, ein Kind zur Welt zu bringen, und hat ein viel größeres Selbstvertrauen als bei einer ersten Geburt;
- deren Vertrauen in den eigenen „Geburtsapparat" ist gewachsen. Die bei Erstgebärenden bestehenden Zweifel, ob „da ein Kind durchpasst", sind ausgeräumt;
- weiß, dass zweite Geburten in der Regel kürzer dauern als erste, weil das Gewebe vorgedehnt ist – warum dann extra üben?;
- hat einen Partner, der ebenfalls Bescheid weiß. Die meisten Paare können sich schon als „bewährtes Team" betrachten;
- hat, wie ihr Partner, die Wandlung ihres Selbstverständnisses vom unabhängigen Individuum zur Mutter bzw. zum Vater bereits hinter sich. Qualitativ ändert sich mit dem zweiten Kind nicht mehr so viel.

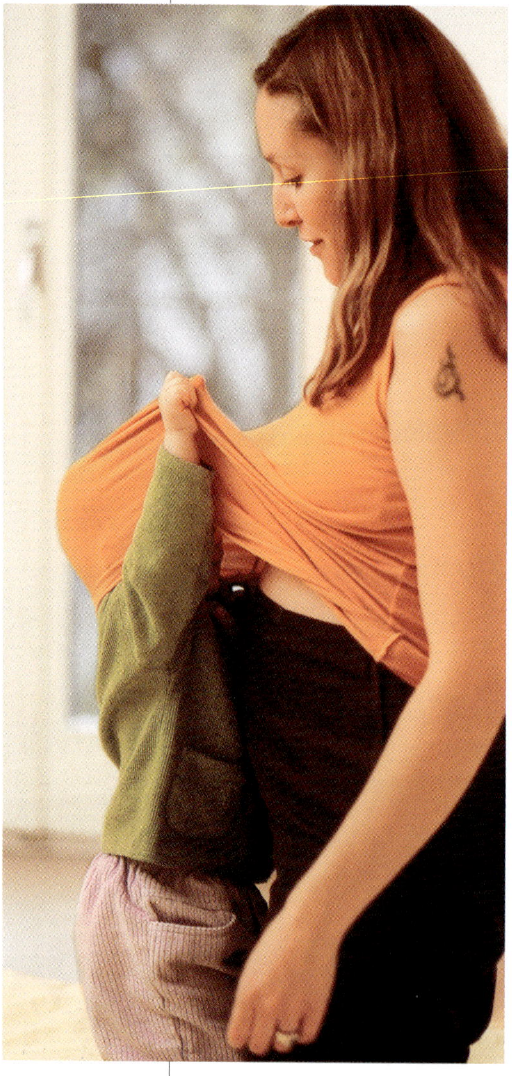

Ich denke, dieser letzte Punkt ist der entscheidende. Geburtsvorbereitung vor dem ersten Kind besteht ja nur zu einem Teil aus Information und körperlichen Übungen. Sozusagen zwischen den Zeilen findet noch etwas ganz anderes statt: die Initiation zur Elternschaft. Dieses langsame Begreifen, dass ich nun unabänderlich an einen anderen Menschen gebunden bin, für ihn verantwortlich bin, dass ich seinetwillen eigene Bedürfnisse aufschieben, umlenken oder auch mal unterdrücken muss, dass sich mein eigenes Leben nun in einem anderen fortsetzt, dass mein Selbst nun ein Stück von mir abgelöst in einem anderen Leben sich verwirklicht – all das ist so umwälzend, dass es wirklich der ritualisierten „Kurstermine" bedarf, um sich unter erfahrener Anleitung auf diese Wandlung vorzubereiten.

Mir fällt ein Vergleich aus einem anderen Bereich ein: Meine jüngste Tochter wird demnächst konfirmiert. Abgesehen davon, dass die Konfirmation auch eine Art Initiationsritus auf dem Weg zum Erwachsenwerden ist, gilt sie eigentlich als endgültige Aufnahme in die christliche Gemeinde. Das wird durch eine lange Unterrichtszeit vorbereitet und findet seine Krönung in der ersten Teilnahme am Abendmahl. Aber dann? Wer bereitet sich durch Unterricht auf seinen zweiten oder dritten Abendmahlsgang vor? Niemand, die Aufnahme in die Gemeinde ist abgeschlossen.

Und wer einmal Mutter geworden ist, gehört nun der „Gemeinde" der Eltern an, ein für alle Mal. Natürlich, zum Abendmahl braucht man keine körperliche Kondition wie für eine Geburt, der Aspekt des vorbereitenden körperlichen Trainings bleibt bei dem Vergleich unbeachtet. Aber die Vorbereitung auf die durch diesen Akt vollzogene innere Wandlung ist beim zweiten Mal nicht mehr nötig. Es tritt ja auch niemand bei jedem „Vollzug der Ehe" vorher wieder vor den Traualtar …

Die zweifelhaften Gründe, die eine Geburtsvorbereitung verhindern

Aber nun verzichtet nicht jede Frau aus Gründen des gewachsenen Selbstvertrauens bei der zweiten Schwangerschaft auf einen Geburtsvorbereitungskurs. Es gibt auch andere Gründe, die eher auf missliche Umstände in ihrem Leben zurückzuführen sind:

- Während der Schwangerschaft ist zusätzlich die Versorgung des älteren Geschwisterchens zu leisten, da bleibt nicht viel Zeit für Geburtsvorbereitung.
- Viele Familien sind nach der Geburt des ersten Kindes umgezogen, meist in eine Gegend, in der sie weniger Bekannte haben und oft auch längere Verkehrswege in Kauf nehmen müssen. Die Teilnahme an einem Geburtsvorbereitungskurs wird umständlich und von daher wenig attraktiv.
- Nicht nur eine neue Umgebung kann hinderlich sein, auch Umbau- oder Umzugswirren wollen oft noch vor der Geburt des zweiten Kindes gemeistert werden. Wer neben Windel- auch noch mit Farbeimern und Tapetenrollen kämpft, für den ist abends das Fernsehen verlockender als Turnübungen.
- Ein Kurs für Vater *und* Mutter ist besonders schwierig zu arrangieren, weil dann ein zusätzlicher Babysitter gebraucht wird.
- In vielen Familien hat sich die Rollenverteilung so verschoben, dass nun der Vater hauptsächlich für das Einkommen der Familie zuständig ist. Seine gewachsene Verantwortung führt dazu, dass er sich besonders im Beruf engagiert und folglich weniger Zeit für die Familie hat. Im gesamten „Zeitbudget" der Familie ist der Geburtsvorbereitungskurs dann schnell gestrichen.

Wenn diese eher betrüblichen Gründe für den Wegfall eines Kurses mit einem gewachsenen Selbstvertrauen der Frau einhergehen, dann ist das nicht weiter schlimm. Bei uns trafen im Grunde genommen all diese Punkte zu; ich habe bei der zweiten Schwangerschaft keine Geburtsvorbereitung gemacht. Dennoch konnte ich unsere Tochter genauso entspannt zur Welt bringen wie unseren Ältesten.

Aber viele Frauen haben traumatische Geburtserlebnisse hinter sich, die durchaus nicht ihr Selbstbewusstsein und das Vertrauen in ihren Körper gestärkt haben. Wenn sie dann auf eine bewusste Vorbereitung verzichten, kann die Angst vor einer Wiederholung dazu führen, dass diese zweite Geburt tatsächlich wieder genauso schlimm wird wie die erste, auch wenn das von ihren körperlichen Voraussetzungen her gar nicht nötig wäre.

Gute Gründe für einen Geburtsvorbereitungskurs in der zweiten Schwangerschaft

Wenn Ihre erste Geburt in irgendeiner Weise kritisch verlaufen ist, dann ist es wirklich anzuraten, sich Zeit für einen neuen Geburtsvorbereitungskurs zu nehmen. Es müssen gar nicht körperliche Schwierigkeiten gewesen sein, auch eine unangenehme Atmosphäre oder eine unangenehme Person im Geburtshilfe-Team können Grund genug sein, durch intensive Auseinandersetzung mit Ihrer Erinnerung die Erwartung für das kommende Ereignis zu verändern. Denn Sie wissen, vieles, was wir erwarten, wird auch so kommen – nicht weil es so kommen *muss*, sondern weil wir es mit unserer Erwartung „einladen"!

- Sollten bei einer vorangegangenen Geburt geburtshilfliche Eingriffe nötig gewesen sein, ist es bei einer darauf folgenden Geburt besonders wichtig, wirksame Entspannungsmethoden anzuwenden. Möglicherweise zurückgebliebene Narben – immer vorhanden bei einem Kaiserschnitt, aber auch bei großzügigen Dammschnitten, bei Zangen- und Saugglockengeburten – bereiten bei einer Spontangeburt weniger Probleme, wenn sich die Frau gut entspannen kann. Da das auch eine Sache des Trainings ist, können regelmäßige Übungen vor der Geburt hilfreich sein.
- Sich während der Geburt wirklich zu entspannen gelingt umso leichter, je eher sich die Frau in Gesprächen, Meditationen oder Fantasiereisen ihren Ängsten vor einer erneuten schwierigen Geburt stellen kann. Eine als traumatisch erlebte erste Geburt kann so in den „Schrank der Erinnerungen" verwiesen werden und muss nicht in ihrem zweiten Geburtserleben buchstäblich „herumgeistern".
- Komplizierte Geburten sind häufig durch Medikamente oder geburtshilfliche Eingriffe in ihrem Ablauf so gestört worden, dass die Frau das eigentlich natürliche Muster von Anspannung (Wehen) und Entspannung (Wehenpause) nicht richtig erleben konnte. Eine Geburtsvorbereitung sollte in solchen Fällen den normalen Ablauf einer Geburt wieder so bewusst machen, dass die Frau sich darauf einlassen und mitarbeiten kann.

Neben dieser physiologischen Vorbereitung auf die Geburt hat ein Kurs auch bei dem zweiten Kind natürlich noch eine „soziale" Komponente, die sich allerdings stark von dem „Initiationsritus" zur Elternschaft unterscheidet. Aber immerhin wächst ja auch hier ein neuer Mensch heran, der wahrgenommen und willkommen geheißen werden möchte.

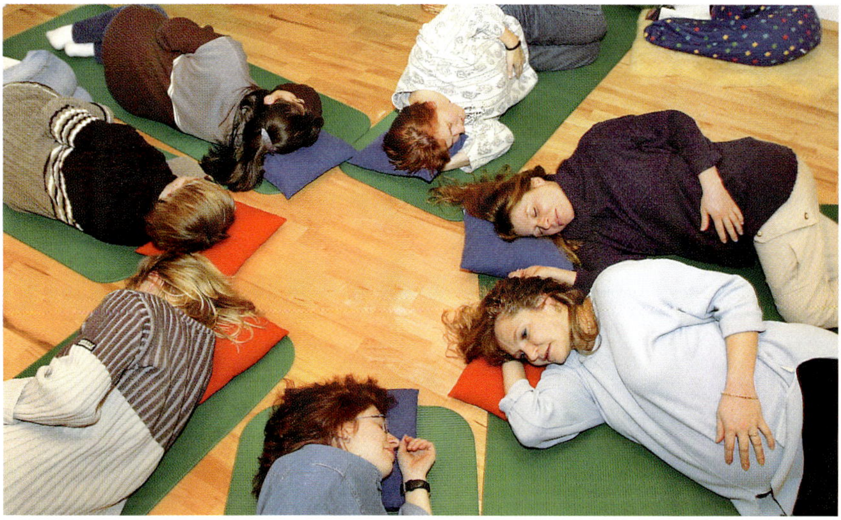

- Sich Zeit zu nehmen für die gedankliche Beschäftigung mit einem zweiten Kind fällt im normalen Alltag schwer. Ein Kurs kann helfen, sich wenigstens ein paar Stunden auf das kommende Baby zu konzentrieren.
- Die „Entthronung“ des ersten Kindes – die ja gar nichts Negatives ist! – fällt dem Erstling umso leichter, je klarer den Eltern ist, dass sie nun für zwei Kinder verantwortlich sind. Es kann ein Training für Eltern und Kind sein, es bereits jetzt ab und zu aus dem Zentrum der Aufmerksamkeit zu entlassen, schon bevor das Geschwisterchen wirklich in der Wiege liegt.
- Ein gezieltes Rückentraining kann es erleichtern, das größere Kind trotz wachsendem Bauch dennoch immer wieder auf den Arm nehmen zu können. Denn wenn es zunehmende Distanz ertragen lernen muss, dann braucht es doch auch immer wieder Nähe. Je unverkrampfter – im ganz wörtlichen Sinne! – die Mutter diese Nähe geben kann, umso besser geht es allen dreien, Mutter, Kind und Ungeborenem.
- Kurse für Zweitgebärende werden häufig nur von den Müttern besucht, die Väter hüten in der Zeit das ältere Kind. Auch dieses Arrangement hat einen guten Sinn, so schade es sein mag, dass die Vorbereitung auf die Geburt nicht mehr von so intensiver Zweisamkeit geprägt ist wie das erste Mal. Aber Vater und Kind werden dann, wenn das Baby geboren ist, viel häufiger als vorher zu einer kleinen „Truppe“, die allerlei zusammen unternimmt, wenn Mama mit dem Baby beschäftigt ist. Diese Zweisamkeit schon zu stärken, bevor es „ernst“ wird, kann so manche Übergangsschwierigkeit entschärfen.

- In Geburtsvorbereitungskursen für Zweitgebärende lernen Sie andere Familien kennen, die in derselben Lage sind wie Sie. Eine Telefonliste aus dem Kurs kann in einem Augenblick, in dem Ihnen zwei Kinder über den Kopf zu wachsen drohen, ein Rettungsanker sein, und sei es auch nur durch den Austausch, dass es den anderen auch nicht besser geht als Ihnen.

Ein paar Anregungen für eine private Geburtsvorbereitung, wenn Sie gar keine Chance haben, an einem Kurs teilzunehmen

Wenn ich Ihnen hier Tipps gebe, wie Sie auch selber versuchen können, sich positiv auf die neue Geburt einzustimmen, dann betrachten Sie das bitte nicht als eine einfache Möglichkeit, auf einen Kurs verzichten zu können. Denn erstens ist es *nicht* einfacher, selbst die Disziplin für regelmäßige Übungen aufzubringen, und zweitens ist die positive Energie anderer Menschen eine unschätzbare Hilfe dabei, sich von inneren Belastungen zu befreien.

Aber sollte es wirklich weit und breit keine Möglichkeit geben, dann versuchen Sie doch etwas von dem Folgenden:

- Suchen Sie sich Mütter, die zwei oder gar mehr Kinder haben, und lassen Sie sich von ihnen erzählen! Vorbereitung heißt immer auch, Erfahrungen von anderen zu nutzen. Können Sie diese nicht in einem Kurs erfahren, beschaffen Sie sie sich woanders!
- Legen Sie sich dieses Buch auf den Nachttisch zur Einstimmung auf das Leben mit zwei Kindern!
- Reservieren Sie sich mindestens drei Stunden pro Woche ganz für sich allein.

Und für diese drei Stunden:

- Kaufen Sie sich ein Buch mit Anleitungen für Entspannungsübungen oder Atemübungen und probieren Sie das aus, was Ihnen sympathisch ist. Vielleicht erinnern Sie sich auch noch an einige Übungen aus Ihrem ersten Kurs.
- Und/oder besorgen Sie sich eine CD mit Entspannungsmusik oder schieben Sie Ihre Lieblingsmusik in den CD-Player, sofern das nicht gerade Hardrock ist.
- Wenn Sie den Alltagsstress abgeschüttelt haben, lassen Sie die Erinnerungen an Ihre erste Geburt zu. Und nun brauchen Sie etwas Mut und Fantasie, um mit diesen Erinnerungen umzugehen, aber Sie werden merken: Es geht.
- Stellen Sie die Person vor Ihr inneres Auge, die Sie besonders genervt hat, und bitten Sie sie wegzugehen. Kommt sie immer wieder, bestehen Sie hartnäckig auf Ihrem Wunsch, mit ihr nichts mehr zu tun haben zu wollen.

- Sind es Erinnerungen an große Schmerzen oder unendliche Erschöpfung, dann versuchen Sie, diese Empfindungen in das Bild einer Landschaft zu fassen: ein felsiger Aufstieg, ein undurchdringliches Dornengebüsch, ein morastiger Sumpf. Stellen Sie sich vor, Sie schauen sich um und finden einen Weg auf eine Lichtung, an dem Hindernis vorbei. Gehen Sie den Weg in Ihrem Geist – und er wird lernen, dass es auch anders geht.

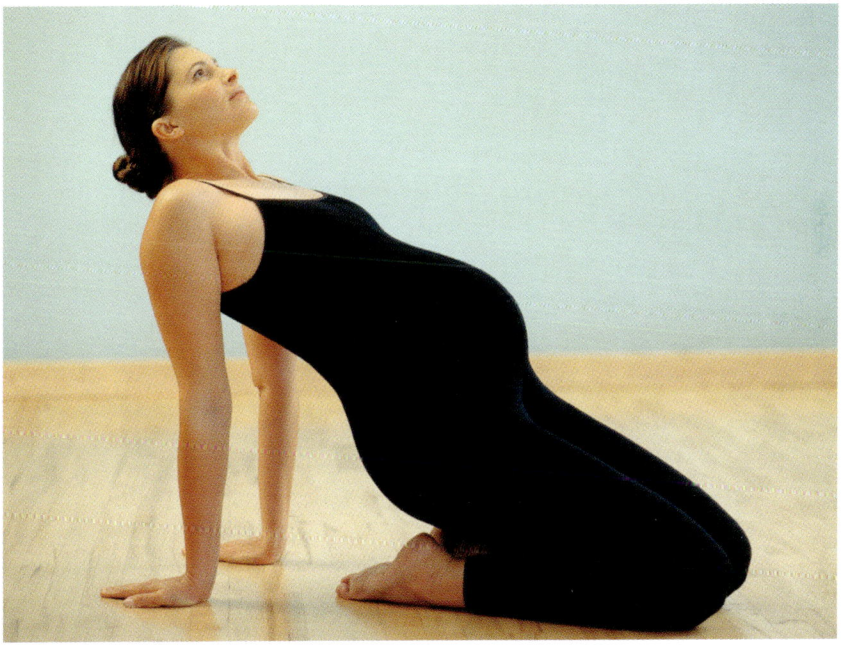

Dazu ein kleiner Exkurs: Wie viel Macht unser Gehirn über unseren Körper hat, zeigt mir immer wieder ein verblüffender Trick bei meinen Flötenschülern. Wenn sie eine schwierige Stelle wiederholt falsch spielen, sind sie meist selber der Meinung, sie wäre eben einfach zu schwer und es ginge nicht anders. Irrtum. Ich fordere sie dann auf, sich Ton für Ton die richtigen Griffe im Geiste vorzustellen, ohne ihre Finger dabei zu bewegen. Wenn sie dann die Stelle spielen, klappt es. Immer!

Nun ist eine Geburt etwas ungleich Komplexeres als eine schwierige Griffverbindung auf einer Flöte. Aber hier sieht man, dass das Gehirn bestimmte Schwierigkeiten als unumgänglich registriert und so lange immer wieder reproduziert, bis ihm jemand bewusst macht, dass es auch anders geht. Und dieser jemand sind wir selbst!

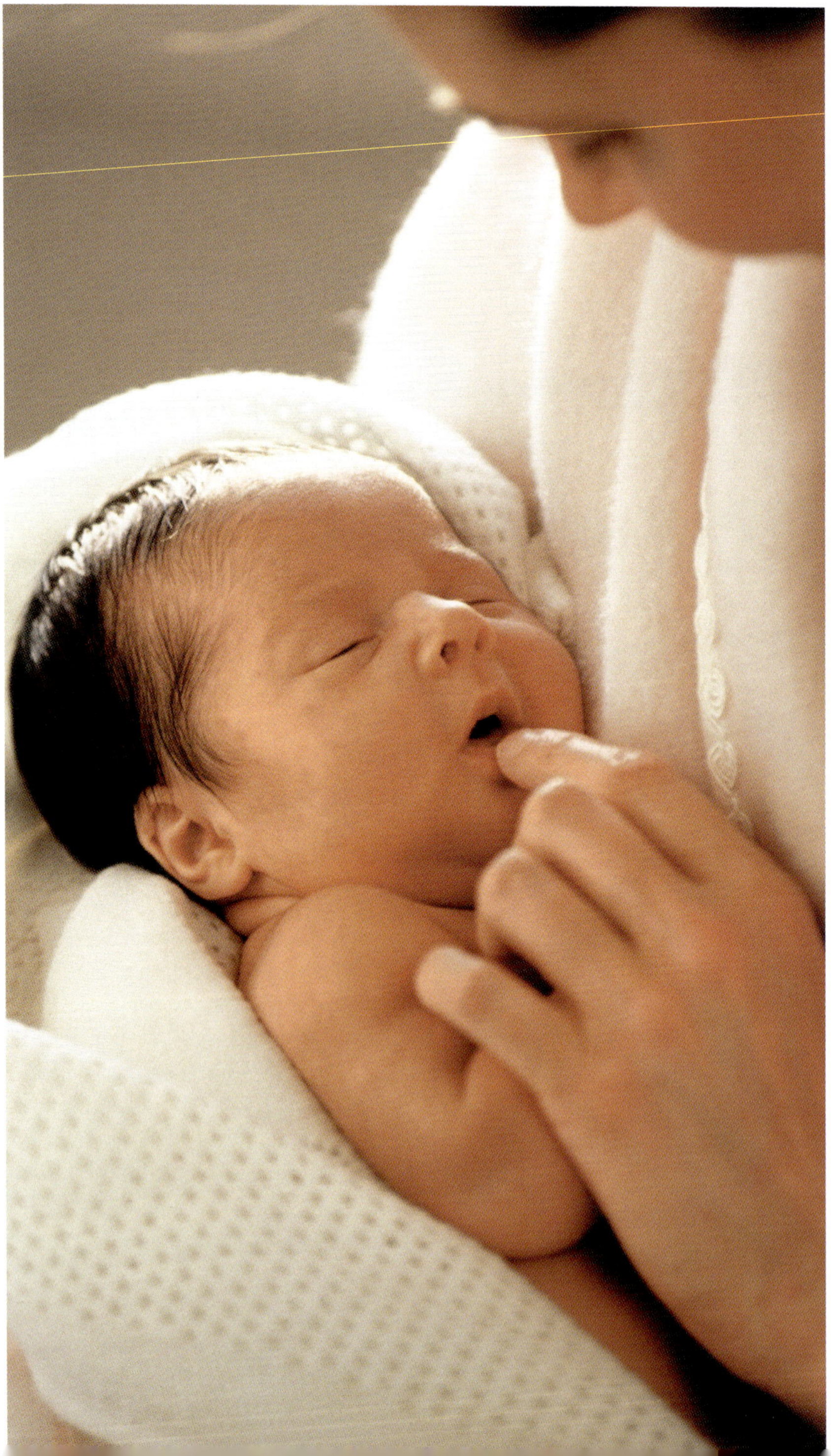

Teil III: Geburt und Wochenbett

19 Die Geburt

Irgendwann kommt dann der Zeitpunkt, an dem der Bauch zu dick wird und die Geduld am Ende ist. Einmal haben Sie es schon mitgemacht, beim zweiten Mal ist es nicht anders. Mir ging es bei jeder Geburt so, dass ich ein, zwei Tage vorher einfach keine Lust mehr hatte. Schwanger sein ist schön, aber alles hat seine Zeit.

Vielleicht kommt bei Ihnen der Zeitpunkt, zu dem Sie keine Lust mehr haben, dieses Mal schon etwas früher als bei der ersten Schwangerschaft. Denn beim ersten Mal ist die Notwendigkeit des ständigen Bodenkontaktes sehr viel geringer. Man muss sich wohl mal Schuhe und Strümpfe anziehen mit dem dicken Bauch, aber jetzt? Teddy unter dem Sofa suchen, Kind aufheben, den Löffel neben dem Esstisch aufsammeln, Schnuller aufheben, sich über den Lokus beugen, um einen kleinen Popo abzuwischen, dem Kind die Schuhe zubinden – so geht das den ganzen Tag. Sie werden es nicht glauben, aber ich bin noch heute, viele Jahre nach meiner letzten Schwangerschaft, dankbar, wenn ich mich ungehindert von einem Bauch nach einer Stecknadel bücken kann!

Wenn es nun ernst wird mit der Geburt, dann sollten Sie über drei Dinge nachgedacht haben:

- Wo bringen Sie Ihr Kind zur Welt?
- Wer soll bei der Geburt dabei sein?
- Wer betreut das Geschwisterchen während der Geburt? (– und dem Wochebett! Überlegungen dazu finden Sie im 24. Kapitel „Das Wochenbett – das Geschwisterkind“ auf Seite 86)
- Zu den ersten beiden Punkten haben Sie bereits Erfahrung, der letzte ist neu.

Zuvor bedacht: Warum ist ein geschützter Ort so wichtig bei der Geburt?

Bevor ich zu diesen einzelnen Punkten komme, möchte ich Ihnen von einem Vortrag berichten, den ich erst kürzlich gehört habe. Bei einem Hebammenkongress sprach Michel Odent, ein französischer Arzt, der sich seit dreißig Jahren mit Geburtshilfe beschäftigt, über die natürlichen Gesetze einer Geburt. Sein Vortrag spürte dem nach, was die Natur mit ihren eingebauten hormonellen Regelkreisen bewirkt und wie diese durch Eingriffe in den natürlichen Geburtsablauf gestört werden können. Das Hormon, das bei einer Geburt die wichtigste Rolle spielt, ist das Oxytocin. Odent nennt es ganz frei heraus das „Liebeshormon" und weist darauf hin, unter welchen anderen Bedingungen es ebenfalls ausgeschüttet wird: Bei Frau und Mann (!) beim Liebesspiel, beim Stillen sowieso und – auch das ist festgestellt worden! – bei ganz normalen gemeinsamen Mahlzeiten von Menschen. Es bewirkt beim Menschen zum einen, dass sich nicht willentlich steuerbare Muskeln zusammenziehen – die Gebärmutter und die Muskeln um die Milchgänge –, und außerdem ruft es Gefühle von Zuwendung und Fürsorglichkeit hervor. Vielleicht gefällt Ihnen der Gedanke nicht, dass auch Gefühle von physiologischen Prozessen abhängen, aber ich denke, nach allem, was die Hirnforschung sagt, können wir hinter diese Erkenntnis nicht zurück. Michel Odent folgert daraus, dass die Voraussetzungen für ein gelingendes Mutter-Kind-Verhältnis umso besser sind, je weniger das Gehirn der Gebärenden an der Oxytocinproduktion gehindert wird.

Dass bei einer Geburt Oxytocin eine wichtige Rolle spielt, ist natürlich nichts Neues, und darum wird es ja auch künstlich hergestellt und z.B. Schwangeren zur Geburtseinleitung intravenös gegeben. Michel Odent geht aber davon aus, dass der Einfluss dieses Hormons auf das Gehirn nur dann zum Tragen kommt, wenn es auch dort produziert wird. Werden die Hormone künstlich verabreicht, wirken sie zwar auf die Muskulatur, nicht aber auf den Kopf, weil sie ihn gar nicht in der nötigen Konzentration erreichen.

Das Faszinierende an Odents Vortrag waren nun die klaren Regeln für eine natürlich ablaufende Geburt, die er daraus ableitete. Und siehe da, was er beschrieb, erklärte mir vieles, was ich während meiner eigenen Geburten empfunden hatte!

Die moderne Hirnforschung hat herausgefunden, dass die Hormone, die bei einer Geburt eine Rolle spielen, von einem entwicklungsgeschichtlich sehr alten Teil des Gehirns (der Hypophyse) ausgeschüttet werden, und das bei allen warmblütigen Lebewesen. Es bringen eben nicht nur Menschen ihre Jungen durch einen engen Geburtskanal hindurch zur Welt. Was den Menschen besonders auszeichnet, ist die Größe seines Neokortex, seines denkenden Gehirns, aber auf das konnten seine Vorfahren ja noch nicht zurückgreifen. Der ganze komplizierte Regelmechanismus war also entwicklungsgeschichtlich schon ausgereift, bevor die Menschen zu denken begannen. In diesem Teil des Gehirns ist auch das Schlafen angesiedelt, das dann stattfinden kann, wenn sich das Individuum von den Reizen der Welt vorübergehend abkoppelt.

Wenn nun eine Frau ihr Kind zur Welt bringt, „springt" sozusagen diese uralte Region ihres Gehirns „an". Ihren Denkapparat braucht sie gar nicht dazu. Im Gegenteil, wenn sie zu viel denkt, stört das die Abläufe der natürlichen Geburtssteuerung.

Im Englischen spiegelt sich das sogar in der Sprache wider, was sich leider nicht ins Deutsche übersetzen lässt. Die Engländer sprechen vom Einschlafen als „to fall asleep" und vom Gebären als „to fall in labour" (labour = Wehen).

Und dann weist Odent darauf hin, dass beides – Schlafen und Gebären – die gleichen Bedingungen braucht. Wissenschaftlich ausgedrückt: Der denkende Neokortex muss von Reizen abgeschirmt werden, um die tiefer liegenden Schichten des Gehirns nicht durch quer schießende Reize zu stören.

Praktisch ausgedrückt: Man muss bei beidem in Ruhe gelassen werden.

Und was stört? Was reizt den Neokortex?

Erstens: Reden. Sprechen ist eine hochentwickelte Funktion des menschlichen Gehirns, das in den allerjüngsten Regionen der Hirnrinde angesiedelt ist. Also Mund halten.

Zweitens: Licht. Sehen besteht aus Reizen von außen, die das Gehirn interpretierend verarbeiten muss und damit von automatisch ablaufenden Prozessen abgelenkt wird. Also Licht abschalten.

Drittens: Sich beobachtet fühlen. Die Anwesenheit von anderen Lebewesen versetzt Mensch und Tier in eine Art Alarmbereitschaft, die jederzeit aktive Reaktionen erfordern kann. Auch dadurch werden unterschwellig ablaufende Prozesse gestört. Eine solche Beobachtung geht natürlich in erster Linie von anwesenden Personen aus, sie wird in der modernen Geburtshilfe aber stellvertretend auch von Maschinen übernommen, die einen inneren Zustand von Angespanntheit erzeugen. Also alleine lassen und Geräte abschalten.

Jetzt weiß ich auch endlich, warum bei meinen Fahrten zur Klinik jedes Mal die Wehen aussetzten und ich mich fragte, ob wir besser wieder umkehren sollten. Straßenverkehr erfordert hohe Aufmerksamkeit, auch als Beifahrer schaltet man ja nicht ab, vor allem, wenn es schnell gehen soll. Mein Neokortex arbeitete auf Hochtouren, die Hypophyse wurde „auf Urlaub" geschickt, die Wehen blieben weg. Kaum in der Klinik angekommen, konnte ich mich ins Bett sinken lassen,

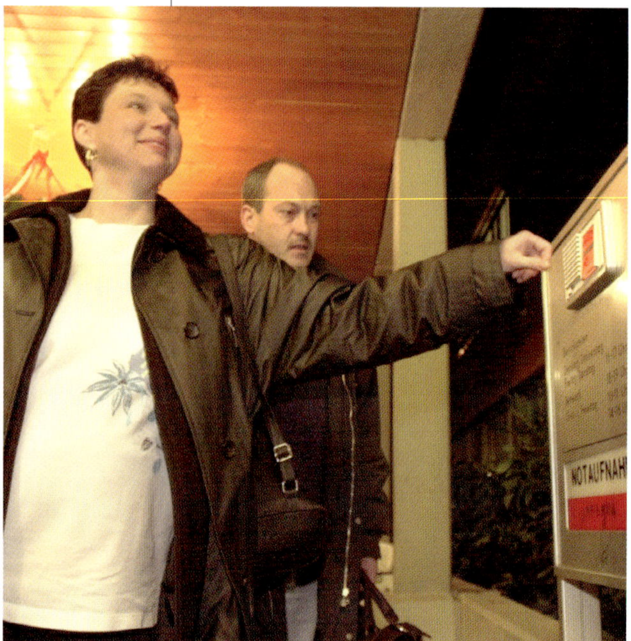

meine Aufmerksamkeit von der Umwelt wieder abziehen – und schon ging es wieder los.

Michel Odent machte noch eine Anmerkung, die dem zu widersprechen scheint, dass am besten niemand die Frau bei der Geburt stört. Er stellte nämlich fest, dass in vielen traditionellen Gesellschaften die Gebärenden doch von anderen Personen, nämlich von ihren eigenen Müttern, bei der Geburt unterstützt werden, und dass auch in unserer Kultur viele Frauen in Interviews angaben, am liebsten hätten sie ihre Mutter bei der Geburt dabei. Unter dem Gesichtspunkt der Reizabschirmung ist das aber doch nicht verwunderlich. Immerhin ist die Mutter für jeden Menschen auf der Welt auf einer ganz archaischen Ebene der Schutz vor der bedrohlichen Welt. An die Reize ihres Körpers und ihrer Stimme gewöhnt, ist sie von Anfang an der Ort, an dem er sich fallen lassen kann – in Schlaf oder in „labour". Und wenn Frauen während der Geburt den Ort ihres bewussten, erwachsenen Ichs verlassen (müssen) und sich einer urtümlichen Gewalt anheim geben, dann gelingt das am besten, wenn genau auf dieser urtümlichen Ebene Schutz geboten wird. Stellvertretend für die Mutter begleiten schon immer Frauen andere Frauen bei der Geburt, vorzugsweise „mütterliche" Frauen, die selber bereits Kinder geboren haben. Männer spielen erst seit etwa hundert Jahren eine immerhin auch umstrittene Rolle in der Geburtshilfe.

Die Presse hat aus diesen Ansichten Michel Odents abenteuerliche Thesen zusammengebraut, die Ihnen vielleicht auch schon begegnet sind. Die Schlagzeilen lauten dann etwa: „Frauenarzt fordert: Väter raus aus den Kreißsälen!" Angeblich sollten die Männer doch lieber wieder beim Bier in der Kneipe hocken und warten, bis ihre Frauen, unterstützt von anderen Frauen, ihren Stammhalter zur Welt gebracht haben. Diese Forderung hat Michel Odent in seinem Vortrag keineswegs aufgestellt. Was er fordert, ist, dass alle Anwesenden bei einer Geburt – egal, ob Hebammen, Ärzte oder Väter – die oben genannten Voraussetzungen für einen ungestörten Geburtsablauf berücksichtigen. Ein Vater, der z.B. medizinisches Personal davon abhält, seine Frau immer wieder durch Untersuchungen zu belästigen, ist keineswegs eine überflüssige Person bei der Geburt.

Als ich diese Überlegungen hörte, konnte ich plötzlich meine eigenen Geburtserfahrungen ganz anders einordnen. So war mir z.B. bei meiner dritten Geburt fast peinlich, dass ich nicht etwa die Hand meines Mannes festhielt, sondern die einer Bekannten, die als Kinderschwester auf dieser Station arbeitete und fast zufällig bei der Geburt dabei war. Sie stand mir natürlich längst nicht so nah wie mein Mann, aber für mich war es ein gutes Gefühl, ihn im Hintergrund mit den Ärzten verhandeln zu wissen (das war nötig!) und sie neben mir sitzen zu haben. Auch bei den anderen Geburten war es so, dass für mich das Gefühl der *Sicherheit* von den Frauen ausging – auch wenn das Gefühl der *Nähe* zwischen meinem Mann und mir viel intensiver war.

Ich hatte Glück mit meinen Geburten, richtig schlimm war keine. Aber bei der zweiten, die in einem großen Krankenhauses stattfand, war viel los, die Babys kamen Schlag auf Schlag (vier an einem Morgen!), aber ich hatte hauptsächlich einen Wunsch: endlich in Ruhe gelassen zu werden. Leider war mir das selber nur halb bewusst und ich habe mich deshalb auf den Vorschlag der Hebamme eingelassen, in die Badewanne zu steigen, in der Hoffnung, dort ein wenig zur Ruhe zu kommen. Aber diese zusätzliche Aktion im Verbund mit dem warmen Wasser trieb die Sache nur noch schneller voran, ich musste blitzartig unabgetrocknet auf das Entbindungsbett. Nun ließ man mich auch dort nicht in Ruhe, sondern die Hebamme hat mit einer künstlichen Blasensprengung noch einmal Dampf gemacht, und schwupp! war das Kind da. Bei dieser Geburt hatte ich noch lange nachher das Gefühl, überrumpelt worden zu sein. Ich hätte so gerne mehr Zeit gehabt, das Kind innerlich aus mir herauszubegleiten.

Die schönste meiner Geburten war die letzte, und das war die, bei der die Bedingungen, die Michel Odent genannt hat, am ehesten gegeben waren.

Es war Nacht und außer der Hebamme und uns kein anderer Mensch da. Es war dunkel, nur eine kleine Lampe brannte. Es war still. Ich kannte die Hebamme gut. Ich war eigentlich todmüde, weil ich seit 18 Stunden nicht geschlafen hatte, halb döste ich, halb veratmete ich meine Wehen. Mein Mann war da, ließ mich aber vollständig in Ruhe. Die Hebamme hatte sich sogar ganz zurückgezogen und saß in einem kleinen Nebenraum, bis sie merkte, dass ihre Hilfe gebraucht wurde. Ohne jede Manipulation von außen bahnte sich das Kind seinen Weg, und als es ihn hinter sich gebracht hatte, hat es uns mit großen Augen angeschaut.

20 Ein guter Ort für die Geburt

Bei der Entscheidung, wo Sie Ihr Kind zur Welt bringen wollen, sollten Sie dieses Konzept der „Intimität" bei der Geburt mitbedenken. Vielleicht wurde Ihnen bei Ihrer ersten Geburt ja schon diese Ungestörtheit zuteil, und Sie gehen einfach wieder dorthin, wo auch Ihr erstes Kind zur Welt gekommen ist. Wenn Ihnen das möglich ist, haben Sie Glück. Aber leider haben die wenigsten Frauen die Chance, es beim zweiten Kind einfach wieder genau wie beim ersten zu machen. Entweder sie sind umgezogen, die Hebamme hat gewechselt, der Arzt ist nicht mehr in der Abteilung, die Freundin, die zum Helfen kam, hat einen neuen Job und kann sich nicht frei machen. So kommen Sie um neues Nachdenken nicht herum.

Aber einen Vorteil haben Sie jetzt: Nutzen Sie die größere Sicherheit, die Ihnen die Erfahrung mit der ersten Geburt gibt, um den Einsatz von technischem Gerät und medizinischen Manipulationen noch einmal kritisch zu betrachten. Dabei müssen Michel Odents Überlegungen keineswegs die Konsequenz haben, medizinische Überwachung komplett abzulehnen und alle Helfer hinauszuschicken. *Wichtig ist, dass Sie ein Arrangement treffen, in dem Sie sich fallen lassen können.*

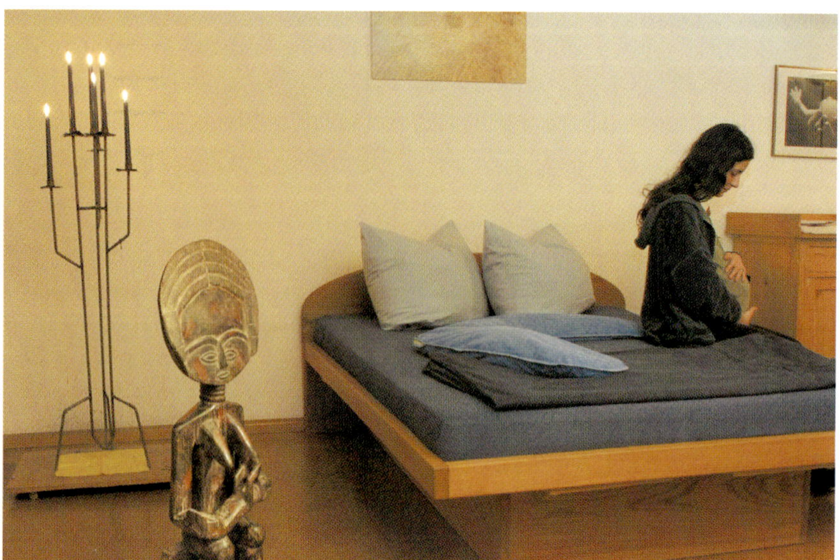

Zunächst einmal wird man denken, dass eine Gebärende sich umso leichter fallen lassen kann, je privater und intimer die Atmosphäre ist. Das muss aber gar nicht automatisch so sein. Ich weiß von einer Mutter, die ihr erstes Kind in einer Klinik und das zweite in einem sicher viel intimeren Geburtshaus zur Welt gebracht hat, beide mitten in der Nacht. Sie erzählte mir, sie habe im Geburtshaus die ganze Zeit ein schlechtes Gewissen gehabt, weil Hebamme und Ärztin sich ihretwegen im Geburtshaus die Nacht um die Ohren schlagen mussten, während sie in der Klinik davon ausging, Nachtdienst sei Nachtdienst und das Ganze schon in Ordnung.

Sie sehen, Odents „Geburtsregeln" sind zwar sicher richtig und wichtig, aber im Einzelfall nicht wie ein Kochrezept stur anzuwenden. „Sich nicht beobachtet fühlen" muss nicht in jedem Fall dazu führen, den Wehenschreiber abzustellen. Eine eher ängstliche Frau fühlt sich vielleicht durch diese Überwachung erst sicher genug, um sich entspannt dem Geschehen hinzugeben. Vielleicht geben Ihnen auch viele Leute in Ihrer Umgebung das Gefühl, es werde gut für Sie gesorgt, dann lassen Sie sie herumlaufen. Aber haben Sie das Gefühl, sich in Gegenwart anderer zusammennehmen zu müssen, bitten Sie darum, allein gelassen zu werden.

Was Sie bedenken und in der Klinik fragen sollten:

- Haben die Hebammen Schichtdienst oder betreut eine Hebamme durchgehend eine Geburt? Das ist deshalb wichtig, weil eine Umstellung auf eine andere Person mitten in den Wehen bedeuten kann, dass Sie auf einmal wieder „hellwach" werden, die Oxytocinproduktion stockt und damit auch die Geburt.
- Können Sie die ganze Zeit in einem Raum bleiben oder müssen Sie zur eigentlichen Entbindung noch einmal den Raum wechseln?
- Welche Geräte werden zur Geburtsüberwachung eingesetzt? Flackern und piepen diese in dem Raum, in dem Sie sich befinden, oder werden Sie extern überwacht? Auf welche Geräte ist die Klinik bereit zu verzichten, sofern die Situation nicht wirklich riskant erscheint?
- Gibt es die Möglichkeit, das Licht zumindest auf Dämmerlicht herabzuschalten?
- Können Ärzte und Hebammen eventuell erforderliche Gespräche außerhalb des Raumes führen?
- Wird Ihnen nach der Geburt viel Zeit mit dem Kind gelassen?

Zeit und Ungestörtheit sind das Wichtigste, außerdem eine diskrete Bereitschaft, zu kommen, wenn es nötig ist, aber sich so weit im Hintergrund zu halten wie möglich. Wenn Sie diese Bereitschaft spüren, dann können Sie in diese Klinik oder in dieses Geburtshaus gehen.

21 Wer soll bei der Geburt dabei sein?

Es ist bei uns fast schon die Regel, dass die Väter bei den Geburten ihrer Kinder dabei sind. Manchmal sind es auch Freundinnen, Mütter dürften wohl eher eine Seltenheit sein. In jedem Fall haben diese Personen für die Mutter eine wichtige Funktion, so kompetent und einfühlsam Hebamme und Arzt auch immer sein mögen: Sie sind der Frau vertraut. Und diese Vertrautheit ermöglicht es der Gebärenden, sich nicht selber verantwortlich fühlen zu müssen und sich in die Geburt „fallen lassen" zu können.

Schon allein deshalb sind Hebammen in der Regel sehr dankbar für diese zusätzlichen Helfer, weil sie die Geburt wirklich leichter machen, zumal viele Väter sehr gut vorbereitet sind. Sie können die Mutter massieren, sie halten, sie erfrischen, mit ihr atmen, sie unterstützen im übertragenen wie im wörtlichen Sinne.

Im Grunde genommen setzt sich in dieser Situation etwas fort, was in modernen Beziehungen eine immer größere Rolle spielt. Die Partner brauchen sich heutzutage weniger, um materiell versorgt zu sein, sondern eher, um in einer wenig gemütlichen Welt gefühlsmäßige Sicherheit zu finden. Und dann ist es nur folgerichtig, wenn sich diese Innigkeit bei der Geburt des gemeinsamen Kindes fortsetzt. Dass das Kind diese Innigkeit auf eine harte Probe stellen wird, das steht auf einem anderen Blatt, aber Eltern und Kind haben auf jeden Fall bessere Karten, diese Probe zu bestehen, wenn sie ihr gemeinsames Leben auch gemeinsam beginnen.

Da Sie bereits das zweite Kind erwarten, werden Sie sicher auch schon Erfahrungen haben, wie Sie *als Paar* bei der Geburt zusammenarbeiten können. Hier ein paar Tipps – zum einen als Erinnerung, und vielleicht auch noch ein paar Neuigkeiten:

Tipps für *das Paar* vor der Geburt:

- Üben Sie schon während der letzten Schwangerschaftswochen ein wenig Rückenmassage.
- Probieren Sie Stellungen aus, in denen der Partner die Frau gut so halten kann, dass sie sich wie eine Schale rund um ihren Bauch krümmen kann.
- Für den Partner brauchen Sie Kleidung, mit der es in gut geheizten Räumen auszuhalten ist, etwas zu essen für beide, ruhig auch etwas zu lesen für den Fall, dass es lange dauert und die Gebärende in Ruhe gelassen werden will – wenn Ihnen beiden denn nach Lesen der Sinn steht.

Tipps für *den Partner* während der Geburt:

- Richten Sie Ihre Aufmerksamkeit darauf, dass für Ihre Frau so wenig wie möglich und so viel wie nötig getan wird. Sie sind der Puffer, der störende Geschäftigkeit von ihr abhalten kann, aber auch der Dolmetscher, der vielleicht seltsam vorgebrachte Wünsche in die Sprache der „Normalen“ übersetzen kann.
- Wundern Sie sich nicht, wenn Ihnen Ihre Frau seltsam entrückt vorkommt. Das ist der „Gebär-Halbschlaf“, von dem oben die Rede war. Vieles von dem, was Frauen in diesem Zustand von sich geben, wissen sie hinterher selber nicht mehr, es ist ungefähr genauso ernst zu nehmen wie Träume. Dass diese eine unbewusste Bedeutung haben, wird niemand anzweifeln, aber man kann auch niemandem seine Träume übel nehmen.
- Überlegen Sie sich genau, ob Sie wirklich fotografieren oder gar filmen wollen. So verlockend es scheint, solche Erinnerungen zu haben, bedeutet es doch immer, dass Sie eine Distanz zum Geschehen aufbauen müssen. Wenn Sie Ihrer Frau weit in die Sphären folgen, aus denen sie Ihr Kind „abholt“, werden Sie Erfahrungen machen, die man ohnehin nicht fotografieren kann.

Soll das ältere Geschwisterchen bei der Geburt dabei sein?

Manche Eltern, die ihr zweites Kind erwarten, überlegen auch, ob ihr älteres Kind bei der Geburt dabei sein sollte. Im Zuge der Enttabuisierung der Geburt in den letzten Jahrzehnten haben viele Eltern damit experimentiert. Die Erfahrungen waren unterschiedlich, aber insgesamt doch eher negativ, sodass heute eigentlich kaum noch jemand ernsthaft daran denkt, ein Kleinkind die Geburt des Geschwisterchens miterleben zu lassen.

Welchen Vorteil könnte ein Kind aus diesem Erlebnis ziehen? Eltern, die das Kind dabei sein lassen, hoffen darauf, dass durch das Miterleben der Geburt das gefühlsmäßige Band zwischen den Kindern stärker wird.

Aber was muss ein Kind zuvor mit ansehen, bevor das Geschwisterchen geboren wird? Eine Mutter, die sich ganz von ihm zurückzieht. Und wenn Kleinkinder irgendetwas nicht vertragen können, dann sind es Mütter, die körperlich zwar da, aber geistig abwesend sind. Sie kennen das sicher: Wenn Sie telefonieren, bekommen Sie ganz bestimmt ein klebriges Bonbon geschenkt, wenn Sie einen Brief schreiben wollen, fällt Ihr Kleines im Kinderzimmer vom Stuhl, und wenn Sie Zeitung lesen wollen, muss es ganz, ganz dringend aufs Klo …

Für ein Kleinkind muss eine Mutter, die völlig in sich versunken vor sich hin stöhnt, etwas Bedrohliches sein. Um damit umgehen zu können, braucht es unbedingt eine sehr vertraute Person, die nur für das Kind da ist und notfalls auch mit ihm weggehen kann.

Und wenn dann das Baby geboren wird, ist das ja auch nicht gleich eine entzückende Angelegenheit, so froh und erleichtert die Anwesenden auch sein mögen. Eine Hebamme erzählte mir von einem Fall, in dem das Geschwisterchen bei der Geburt des zweiten Kindes dabei war, weil die herbeigerufene Betreuungsperson im Stau stecken geblieben war. Dieses Kind – knapp drei Jahre alt – war völlig verstört über die schiere Größe des Babys, das da im Bauch seiner Mutter gesteckt hatte. Es hat es zunächst nur als einen riesigen Klumpen Fleisch erlebt und einen furchtbaren Schrecken bekommen. Ob solch ein Erlebnis die Geschwisterbeziehung stärkt?

Schön ist dagegen ganz bestimmt, wenn das Geschwisterchen das Baby so bald wie möglich sehen kann. Bei ambulanten Geburten ergibt sich das von selbst, wenn die Mutter nach Hause kommt. Will die Mutter die ersten Tage in der Klinik bleiben, sollte das Kind so früh wie möglich das Baby besuchen dürfen. Es erlebt dann eine Mutter, die – wenn alles normal verlaufen ist – von mütterlichen Gefühlen geradezu überläuft. Dann hat das Baby sozusagen eine besonders liebe Mutter mitgebracht; das ist sicherlich eine bessere Voraussetzung für eine gute Geschwisterbeziehung, als wenn das Baby die Mutter zeitweise in eine fremde Person verwandelt.

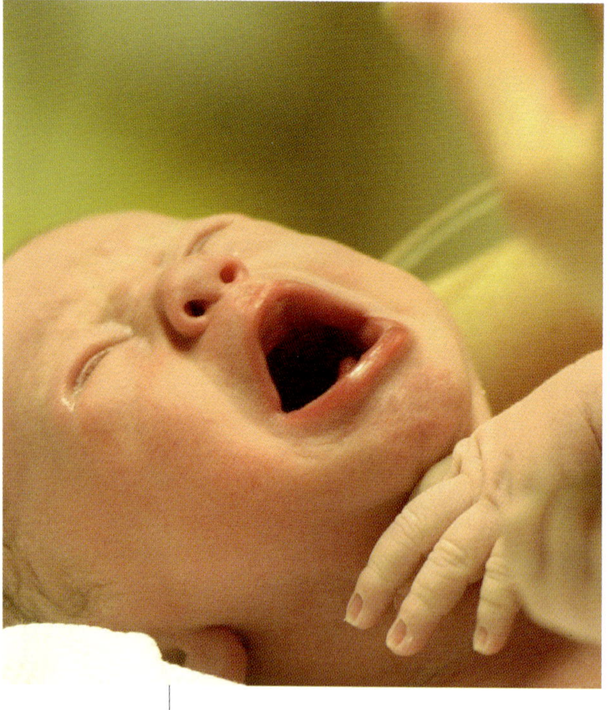

Wenn Ihr Kind sehr neugierig darauf ist, wie eine Geburt verläuft, dann besorgen Sie sich das Bilderbuch „Runas Geburt“ von Uwe Spillmann und Inga Kamieth. (Uwe Spillmann, Runas Geburt. Meine Schwester kommt zur Welt, mit Illustrationen von Inga Kamieth, Hildesheim 2001). Hier bieten jedes Bild und jeder Satz Anregungen für Gespräche, die Sie je nach Neugierde des Kindes vertiefen können. Wenn Ihr Kind danach fragt, warum denn Lisa bei Runas Geburt dabei sein durfte und es selber nicht, reicht wahrscheinlich die einfache Erklärung, dass bei der Geburt von Runa die Klinik zu weit weg war.

Für mich gab es außer dem Erleben der Kinder noch einen weiteren Grund, warum ich trotz aller intensiven Nähe zu den Kindern sie bei der Geburt nicht dabei haben wollte. Ich befürchtete, ich könnte mich *selber* nicht richtig gehen lassen aus lauter Angst, die Kinder könnten Angst bekommen. Bei der zweiten Geburt stand es sowieso nicht zur Debatte, die Umstände waren nicht danach, und bei der dritten und vierten kannte ich mich schon so gut, dass mir ein Ort ganz recht war, an dem ich ungehindert stöhnen konnte.

Sollte Ihr erstes Kind schon wesentlich älter sein – bereits im Schulalter oder gar ein „Teenie“ – dann hängt es ganz davon ab, ob es stark genug ist, Sie auch schwach erleben zu können. Nein, nicht schwach – niemand ist stärker als eine gebärende Frau! Aber eine gebärende Frau ist nicht Herrin ihrer selbst, ihre Stärke drückt sich darin aus, dass sie mit sich geschehen lassen kann, was da geschieht. Wenn Sie Ihr älteres Kind auf einen solchen Zustand vorbereiten können, dann kann es für alle ein gute Erfahrung werden. Aber auch dann ist eine Begleitperson für das Kind unbedingt notwendig, die notfalls mit ihm den Raum verlassen kann und dann bei ihm bleibt, bis das Kind geboren ist.

Im Sinne der Odent'schen „Intimität“ ist das aber sicher nicht, denn jede Person mehr ist ein zusätzliches Hindernis beim „falling in labour“ – vor allem, wenn es sich um ein Kind handelt, das normalerweise die verantwortliche Wachheit der Mutter herausfordert.

22 Das Wochenbett – die Mutter

Nun ist alles überstanden, der Bauch ist weg, das Kind ist da. Jetzt kommt die Zeit, in der Sie am intensivsten die Früchte Ihrer Erfahrung ernten können. Sie werden *umsorgt* wie beim ersten Kind, aber Sie brauchen nicht mehr so *besorgt* zu sein – genießen Sie es!

Die Grimassen des Neugeborenen, sein Kopfschütteln, wenn es die Brust sucht, der leichte Schorf auf seinem Kopf, das bisschen Schleim, der aus der Nase kommt, die keimenden Pickelchen, der schrumpelige Nabel, der verdrückte Kopf – all das kennen Sie schon und wissen, dass es vorübergehende Erscheinungen sind.

Ich weiß es noch vom zweiten und in aller Deutlichkeit vom dritten Kind, dass sich in meine Freude über die gut verlaufene Geburt eine unbändige Vorfreude mischte, Vorfreude auf das erste Lächeln, die ersten Worte, die ersten Schritte, auf all das Wunderbare, was es für Eltern bedeutet, ihr Kind heranwachsen zu sehen. Diese Vorfreude war ein schöner Ersatz für ein anderes Gefühl, das ich bei der ersten Geburt erlebt hatte und das bei der zweiten fehlte: das fast heilige Gefühl der Überwältigung und Scheu vor dem unfassbaren Wunder, so einen kleinen und doch so vollständigen Menschen geboren zu haben.

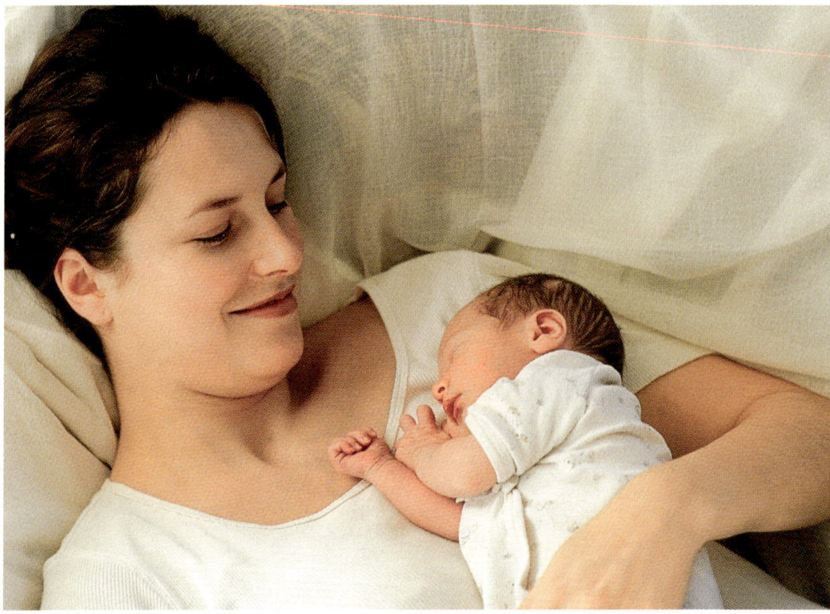

Beim ersten Kind hob uns dieses Gefühl über jedes Alltagserleben hinaus, meinen Mann ebenso wie mich. Wir sprachen nur sehr leise und waren in allem, was wir taten, von atemloser Behutsamkeit.

Beim zweiten Kind haben wir gefeiert! Auch dieses Kind wurde ambulant geboren, wir verbrachten die Wochenbettzeit aber im Haus meiner Eltern, weil mein Mann gesundheitlich angeschlagen war. Meine Brüder kamen, die Freundinnen meiner Mutter kamen, das Zimmer quoll über von Blumen, alles lachte und freute sich und der „große" Bruder hockte in seinem Bett neben mir und ich las ihm vor. Meine Eltern hatten schnell einen Stubenwagen beschaffen können, und darin lag etwas, was ich die ganze Zeit wie ein riesiges Geschenk empfand, das ich, ich konnte es kaum glauben, tatsächlich mit nach Hause nehmen durfte! Ich habe mich auch selber nicht im Entferntesten so weit weg von meinem „Normalzustand" gefühlt wie beim ersten Mal. Es ging mir gut, von Anfang an stand ich auf und wickelte mein Kind, auch in der Nacht. Beim ersten hatte das mein Mann gemacht, weil wir davon ausgingen, dass ich gar nicht aufstehen konnte. Natürlich hat er auch das zweite Baby gewickelt, aber nicht, weil *ich* mich zu schwach fühlte, sondern weil *er* Spaß daran hatte.

Ich weiß von anderen Frauen, dass es ihnen ähnlich ging. Der Reiz des ersten Males ist dahin, aber dafür kommt ein Erleben in Reichweite, das sich, wie auch in anderen Bereichen, mit dem Können einstellt. Das erste Mal auf Schlittschuhen dahinzugleiten – ist es nicht faszinierend? Aber den Genuss weiter Schwünge und wirbelnder Pirouetten, den wird man erst nach langer Übung erleben können. Nur: Wer das kann, der wundert sich schon längst nicht mehr, dass er überhaupt Schlittschuh laufen kann!

Bei Ihnen sind jetzt die „Schwünge und Pirouetten“ dran:

- Genießen Sie es, dass Sie mit Ihrem Kind plaudern können, wenn Sie es wickeln, anstatt verbissen mit der Windel kämpfen zu müssen.
- Genießen Sie das Stillen, auch wenn es zieht, weil Sie sich keine Gedanken mehr machen müssen, ob dieses Ziehen normal ist.
- Bleiben Sie ruhig, wenn das Kind mal schreit, Sie wissen ja schon, dass es auch wieder aufhört.
- Fassen Sie das Kind fest an, Sie wissen schon, dass es nicht zerbrechlich ist.
- Fragen Sie sich nicht bei jedem Stillen, ob es genug getrunken hat. Vertrauen Sie Ihrem Augenschein, ob es zufrieden wirkt, und überlassen Sie das Wiegen der Hebamme.
- Wundern Sie sich nicht, wenn es häufig trinken will. Sie wissen schon, dass die Abstände der Mahlzeiten nur ein paar Monate so kurz sind – wie schnell sind die vorbei.

Ich habe in dieser Wochenbettzeit auch sehr schnell festgestellt, dass alle meine Befürchtungen, für das zweite Kind nicht so viel Liebe aufbringen zu können wie für das erste, völlig überflüssig waren. Geradeso überflüssig, wie die Frage absurd ist, ob es überhaupt möglich sei, Vater *und* Mutter zu lieben. Natürlich geht das. Es sind immerhin zwei verschiedene Personen. Das heißt nicht, dass es nicht manchmal schwierig sein kann, die gleichzeitig auftretenden Bedürfnisse beider Kinder zu befriedigen, aber das hat überhaupt nichts damit zu tun, was man für sie empfindet.

Sie haben in der Wochenbettzeit die Chance, diese Balance schon einmal auszuprobieren, ohne gleichzeitig mit Einkaufskörben, Kochtöpfen, Windeleimern und Kuscheltieren jonglieren zu müssen. Das sollen jetzt erst einmal andere für Sie machen.

23 Das Wochenbett – der Vater

Das wird schon irgendwie" – Sie erinnern sich, dass viele Väter mit diesen Vorgefühlen die zweite Schwangerschaft ihrer Partnerin begleiten? Jetzt ist der Zeitpunkt gekommen, an dem das „Irgendwie" anfängt konkret zu werden. Und zwar mit ganz handfesten Anforderungen. Wenn ich mich an meine Wochenbettzeiten erinnere, dann besteht die erste aus einer staunenden Zweisamkeit und die dann folgenden aus einem fröhlichen Umsorgt-Werden. Und wer hat mich umsorgt? Mein Mann, gemeinsam mit den großen Kindern.

Zumindest gehört dieses „gemeinsam mit den Kindern" zu dem inneren Bild, das da vor mir steht, natürlich waren sie für ihn keine wirkliche Hilfe. Aber sie waren die Truppe, die um mich herumwuselte. Die darauf achtete, dass ich genug zu trinken am Bett stehen hatte, die zum Telefon flitzte, wenn es klingelte, die beladen mit Einkaufstüten hereinkam und mir Leckereien aufs Bett packte, die draußen im Flur lautstark die Jacken anzog, um dann zum Tierpark abzudampfen.

Natürlich gab es auch die zärtlichen Stunden für den Vater mit dem Baby – aber was sage ich, „Stunden" waren das nicht mehr. Für ihn fing gleich das an, was für mich erst später kam: die ganz praktische Versorgung seiner Familie.

Und bei anderen? In einem meiner Gespräche packte ein Vater eine konkrete Erinnerung nach der anderen aus. „Damals hat Julia liebend gern Fruchtzwerge gegessen, aber kaum etwas anderes! Und abends musste sie immer noch einmal mit dem Wauwi aus dem Fenster winken! Und dann hat sie immer wieder Brotkrümel in der Küche verteilt und wollte sie mit dem Handfeger wieder auffegen!"

„Was du alles noch weißt!" Seine Frau konnte sich an diese Kleinigkeiten nicht mehr erinnern. Er grinste breit – und stolz. Obwohl dies ein Vater ist, der ganz in der traditionellen Rolle des Familienernährers lebt und beruflich stark engagiert ist, hat er in dieser Situation offensichtlich gute Starthilfe für seine Familie geleistet.

Denn eigentlich passiert mit Vätern und größeren Geschwistern in der ersten Zeit nach der Geburt des zweiten Kindes etwas ganz Ähnliches wie mit der Mutter und dem Baby, wenn auch auf einer anderen Ebene. Die Mutter ist körperlich noch weich – ganz buchstäblich –, und diese Weichheit erfasst auch ihr ganzes Selbstgefühl. Und solange sie noch weich ist, prägt sich das Baby ganz fest in sie ein und wird im Verlauf des „Wieder-fest-Werdens" ein Teil ihrer selbst.

Für den Vater und das ältere Kind bedeutet die Wochenbettzeit ebenso eine Auflösung des bis dahin festgefügten Alltagspuzzles, die Steinchen fliegen alle durcheinander. Und während sie sie eins nach dem anderen wieder zusammensetzen, wird das Geschwisterchen gleich mit eingebaut. Jeder findet sich am Ende an einem etwas anderen Platz wieder, aber wenn sie mit Geduld und Fantasie an das Neu-Zusammensetzen gegangen sind, dann fühlt sich am Ende jeder wohl.

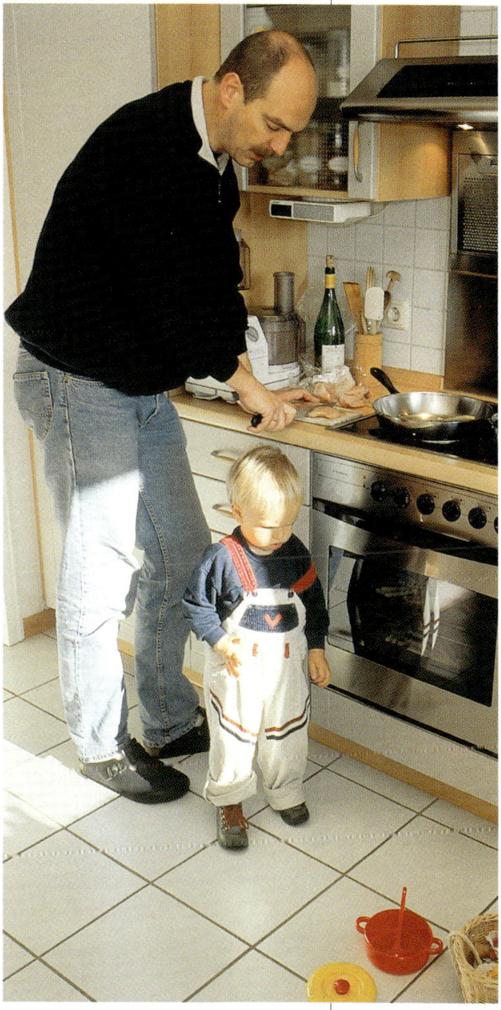

In dieser Neuordnung wird im günstigsten Falle das ältere Kind etwas von der Mutter ab und zum Vater hin rücken. Vielleicht hat das schon während der Schwangerschaft begonnen, wenn Vater und Kind gemeinsam etwas unternommen haben, damit die Mama sich und ihren Bauch ein bisschen ausruhen konnte.

Allerdings birgt die Tatsache, dass der Vater so hübsch einsatzfähig ist, die Gefahr, dass ihm zu wenig Zeit bleibt, sich auch intensiv dem Baby zuzuwenden. Ein Nachmittag mit dem Neugeborenen allein, während die Mutter mit dem Großen spielt – solch ein Arrangement bietet die Möglichkeit, dass auch der Vater das neue Kind ohne den Umweg über die Mutter tief in sich aufnimmt. Denn wenn erst einmal zwei Kinder zu versorgen sind, verfestigt sich die traditionelle Rollenverteilung in den meisten Familien noch stärker.

Bei uns war es so, dass mein Mann noch nach Jahren beklagte, er habe so wenig von der Säuglingszeit des zweiten Kindes mitbekommen. Beruflicher Neuanfang und Umzug in ein altes, renovierungsbedürftiges Haus forderten ihm so viel ab, dass die Erinnerungen an die Säuglingszeit dieser kleinen Tochter blass blieben. Das wird sich nicht immer vermeiden lassen, aber Sie sollten gerade in der ersten Zeit darauf achten, dass der Vater nicht nur dann zur Stelle sein muss, wenn die Mutter nicht mehr kann, sondern auch von vornherein schöne Zeiten mit dem Baby eingeräumt bekommt!

24 Das Wochenbett – das Geschwisterkind

Das ist ein spannender Moment: Endlich ist das Baby da, von dem Mama und Papa schon so lange geredet haben! Irgendwie verlegen drückt sich das „Große" zur Tür herein und schaut erst einmal skeptisch auf die Mama. Sie liegt im Bett – ob sie vielleicht doch krank ist? Aber sie lächelt, so schlimm kann es nicht sein. Trotzdem, vielleicht sollte man sich doch lieber von Papa zur Mama tragen lassen … Ja, das ist schon besser, da hat man doch einen ganz anderen Überblick!

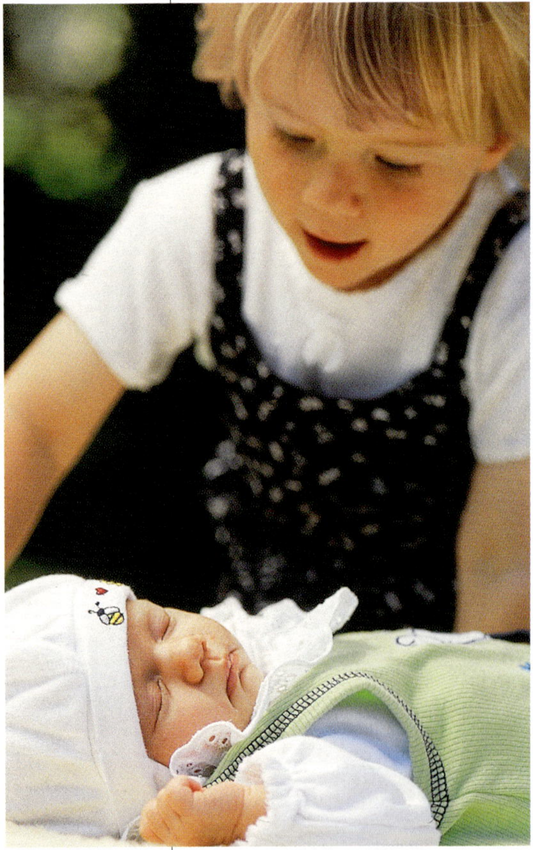

Das, was die Mama da im Arm hat, sollte das etwa das Baby sein? Aber der Tino aus der Nachbarschaft sieht doch ganz anders aus, ich dachte, *der* wäre ein Baby …

So ähnlich mag es im Kopf eines Kindes aussehen, dem die Eltern stolz und gespannt das Geschwisterchen vorstellen. Vielleicht gehen ihm auch ganz andere Gedanken durch den Kopf – viel neugieriger, viel verschreckter, voll überschäumender Freude oder noch stärker verunsichert.

Je kleiner das Kind ist, mit umso größerer Verunsicherung müssen Sie rechnen, auch wenn es nicht gleich danach aussieht. In diesem Augenblick ist es für das Kind zunächst das Allerwichtigste, sich zu vergewissern, dass die Mama immer noch dieselbe Mama ist wie am Tag zuvor. Seien Sie also nicht enttäuscht, wenn Ihr Kind zunächst gar kein so großes Interesse an dem Baby zeigt, wie Sie erwartet haben. Zuerst muss es nämlich überprüfen, ob der Hafen, in dem es nach seinen Entdeckungsreisen vor Anker geht, auch noch intakt ist, da doch ganz offensichtlich ein ziemlicher Sturm darüber hinweggefegt ist. Erweist sich der Ankerplatz als stabil wie immer, dann kann man ja mal schauen, was der Sturm da an Land gespült hat …

Sie werden es im Alltag schon oft bemerkt haben: Gerade, was das Knüpfen von persönlichen Beziehungen angeht, sind Kinder langsam. Uns Erwachsenen ermöglicht eine lange Lebenserfahrung ein blitzschnelles Einschätzen von Personen und Situationen. Schon allein das Gebot der Höflichkeit hat uns gelehrt, nicht zuerst verlegen herumzudrucksen, wenn wir einem Unbekannten vorgestellt werden. Wir haben eine Art verdeckt ablaufendes Programm von Schauen und Nachdenken, während wir auf der Oberfläche bereits freundlich begrüßen, Platz nehmen und die Konversation beginnen. Das können Kinder nicht, auch nicht den eigenen Eltern gegenüber.

Ihr Kind muss in diesem Augenblick gar nicht in erster Linie verkraften, dass jetzt auf einmal die Eltern ihre Zuwendung teilen müssen. So weit können kleine Kinder nicht denken, allenfalls Schulkinder können Ängste dieser Art entwickeln. Es ist einfach alles so befremdlich. Da laufen Leute herum, die aussehen wie der Kinderarzt – ob die auch pieken? Es gibt gar kein Spielzeug, die Gänge sind so lang, das Essen steht auf komischen Tabletts, in dem Bett neben der Mama liegt eine ganz fremde Frau und es riecht so seltsam …

Und dann ist da dieses Baby, das jetzt die kleine Schwester sein soll!

Es gibt Kinder, denen diese Befremdlichkeit eine solche Angst einjagt, dass sie zu Hause dann regelrechte Symptome entwickeln. Ich weiß von einem Mädchen, das immerhin schon fünf Jahre alt war, als ihre kleine Schwester geboren wurde. Das Baby musste per Kaiserschnitt entbunden werden, die Mutter blieb also eine Weile im Krankenhaus. Das Kind zu Hause bekam einen regelrechten Schub ihrer ohnehin vorhandenen Neurodermitis, bis der Gynäkologe es mit in der Klinik aufnahm. Da wurde es schlagartig besser.

Als Eifersucht im landläufigen Sinne würde ich das nicht bezeichnen. Ich denke, dem Kind wäre es auch schlecht gegangen, wenn die Mutter wegen irgendeiner anderen Sache im Krankenhaus gelegen hätte. Es gerät einfach der Alltag aus den Fugen, und wenn in die dadurch entstehenden Risse hinein auch noch gleich das Baby gestopft wird, dann ist alles schwer wieder zurechtzurücken.

Leichter ist es sicherlich, wenn die Mutter schnell wieder nach Hause kommt. Das „Sich-verlegen-an-den-Papa-drücken“ – das kenne ich auch von meinen ambulanten Geburten, bei denen ich gleich mit dem Baby nach Hause kam. Aber wenn das vertraute Spielzeug gleich nebenan liegt, wenn nur die Terrassentür aufgemacht werden muss und man kann im Sandkasten buddeln wie immer, wenn alles riecht und aussieht wie gewohnt, dann kann sich die Neugier auf das Baby viel schneller entfalten.

Ein Geschenk vom Baby für das Große?

Manche Eltern versuchen, ihrem Kind die Umorientierung innerhalb der Familie leichter zu machen, indem sie dem älteren Kind ein Geschenk machen und sagen, das Baby hätte ihm das mitgebracht. Wenn Sie mich fragen – ich halte nichts davon. Wir haben es auch nicht so gemacht, unsere jüngeren Kinder sind ohne Geschenke für die älteren Geschwister auf die Welt gekommen.

Warum? Kinder verstehen sehr gut Botschaften, die unausgesprochen mit gut gemeinten Worten und Handlungen einhergehen. Wenn ein Kind zur Geburt des Geschwisterchens etwas geschenkt bekommt, muss es irgendwo im Unbewussten argwöhnen, dass es für irgendetwas entschädigt oder getröstet werden soll. Denn es merkt sehr wohl, dass der eigentliche Wirbel nicht um es selbst, sondern um das Baby gemacht wird, anders als bei seinem Geburtstag, an dem die Geschenke im Einklang mit dem Drumherum ihm selber gelten. Und kein Kind ist so dumm zu glauben, dass dieses Würmchen in der Wiege tatsächlich das Lego-Auto oder die Barbiepuppe hat mitbringen können. Sicher ist das den Kindern nicht bewusst, aber irgendeine Verschwörung der Erwachsenen muss schon dahinter stecken. So wie Kinder, die oft zum Aufräumen aufgefordert werden, eher die Botschaft mitnehmen, dass sie wohl unordentliche Individuen sein müssen, als dass sie Ordnung lernen, so können Kinder den Mitbringseln des Neugeborenen entnehmen, dass es wohl gar kein so angenehmer Zeitgenosse ist, wenn es sich für sein Auftauchen per Geschenk entschuldigen muss.

Das heißt natürlich nicht, dass Sie darauf verzichten sollten, anlässlich der Geburt ein neues Bilderbuch oder ein neues Familienspiel zu kaufen. Wenn die Botschaft lautet: „Komm, wir machen es uns gemeinsam schön, wir lesen ein neues Buch, wir spielen ein neues Spiel, weil wir uns über das Baby freuen!“, dann ist das keine versteckte Entschuldigung für eine latente Bedrohung durch das Neugeborene, sondern Ausdruck einer Freude, in die das Kind mit einbezogen wird.

Eine Sonderrolle bei den Geschenken für das Geschwisterkind rund um die Geburt sind die Babypuppen, die in vielen Familien gleichzeitig mit dem Baby „geboren“ werden. Die gab es bei uns auch – aber schon ein paar Monate *vor* der Geburt. An ihnen knüpfte die spielerische Auseinandersetzung mit „Baby“ an, sie wurden gewickelt, verarztet und gestillt. Fläschchen bekamen sie nicht, sie wurden an die Brust gepresst und wollten „hinken“. Ich kann mich allerdings nicht erinnern, dass sie nach der Geburt intensiver benutzt worden wären als vorher, vielleicht hatten sie da auch ihren Dienst schon getan.

Wenn Sie Ihrem Kind eine Puppe schenken wollen, schenken Sie sie ihm so lange vor der Geburt, dass es bis dahin die Möglichkeit hat, zu dieser Puppe eine

Art persönlicher Beziehung herzustellen. Puppen sind immer Projektionsflächen für eigene Wünsche und Gefühle, und das gelingt nicht so leicht mit einem fabrikneuen Objekt. Es kann Ihnen auch passieren, dass Ihr Kind die liebevoll ausgesuchte lebensechte Babypuppe links liegen lässt und doch lieber mit dem abgelutschten Teddy Geburt spielt – dann ist der Gefühlsgehalt wichtiger als das Äußere. Ärgern Sie sich nicht, die großen Babypuppen haben im Grundschulalter noch mal Hochkonjunktur!

Das, was das Baby Ihrem älteren Kind tatsächlich mitbringt, nämlich einen Gefährten bei der Reise durch die Kindheit, das kann in den ersten Tagen, in denen die Kinder ihr Familienleben teilen, noch gar nicht sichtbar werden. Aber Sie können dieser gemeinsamen Reise einen guten Start verschaffen, indem Sie das ältere Kind einfühlsam darin begleiten, das Schwesterchen oder das Brüderchen kennen zu lernen.

25 Praktische Arrangements in der Wochenbettzeit

Schnell wieder Vertrautheit schaffen und gleichzeitig feiern – das beides sollte in der ersten Zeit mit dem Baby möglich sein. Und dafür sollten Sie vorab ein wenig nachdenken und organisieren.

Wo wollen Sie die ersten Tage mit dem Baby verbringen?

Zuerst müssen Sie entscheiden, ob Sie die ersten Tage mit Ihrem Baby in der Klinik bleiben oder ob Sie ambulant entbinden wollen, also wenige Stunden nach der Geburt nach Hause fahren.

Bleiben Sie in der Klinik, haben Sie den Vorteil, sich vollständig aus lästigen Alltagsfragen ausklinken zu können. Kein Partner fragt nach dem Verbleib der Schuhcreme, keine Oma wundert sich, dass Sie kein Fensterleder besitzen, kein Geschwisterkind häuft Ihnen Playmobilfiguren aufs Bett, keine Haushaltshilfe fragt, ob Sie noch Kartoffeln im Haus haben.

Das heißt aber nicht, dass Sie in der Klinik von Belästigungen unbehelligt blieben. Putzfrauen, Schwestern mit Fieberthermometern, Arztvisite, eine Zimmernachbarin mit haufenweise lärmendem Besuch – ein Vergnügen ist das nicht immer. Es kann sein, dass Sie zu Hause viel seltener gestört werden, auch wenn schon ein älteres Kind da ist.

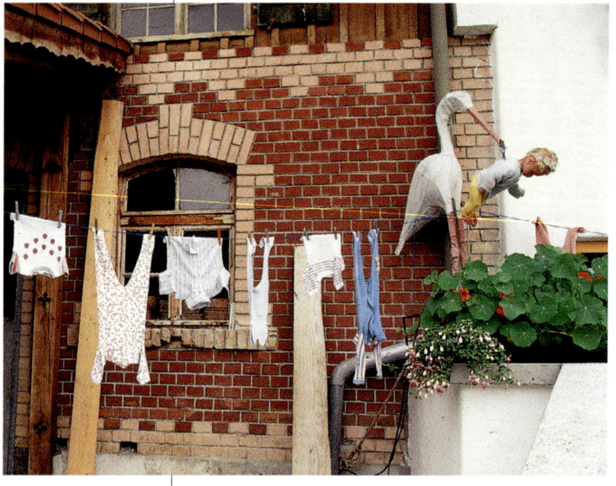

Nur: Zu Hause können Sie nicht so vollständig die Verantwortung abgeben. Wenn das für Sie zur Erholung dazugehört und es Ihnen nichts ausmacht, immer wieder fremde Gesichter zu sehen, dann ist es gut, in der Klinik zu bleiben. Wenn Sie aber lieber nur dann gestört werden wollen, wenn es wirklich für Sie wichtig ist, dafür aber trotz Schonungsbedürftigkeit ein Stück Verantwortung übernehmen wollen, dann gehen Sie besser so bald wie möglich nach Hause.

Für ein Wochenbett zu Hause nach einer zweiten Geburt sprechen ein paar Überlegungen:

- Wahrscheinlich wird Sie die zweite Geburt weniger Kraft gekostet haben als die erste. Es kann also gut sein, dass Sie weniger ruhebedürftig und körperlich kräftiger sind als nach der ersten Geburt, Ihnen z.B. Toilettengänge und Körperpflege kaum Mühe machen.
- Sie werden sich im Umgang mit dem Baby sicherer fühlen. Eine Hebamme in Telefonbereitschaft genügt wahrscheinlich als Fachpersonal im Hintergrund, es muss nicht mehr die ständig greifbare Kinderschwester sein.
- Sie werden selber klarere Vorstellungen haben, wie Sie mit Ihrem Baby umgehen wollen – ob Sie es z.B. zu sich ins Bett nehmen wollen oder wie häufig und in welcher Lage Sie stillen wollen. Sie brauchen sich zu Hause nicht mit den vielleicht unterschiedlichen Vorstellungen der Kinderschwestern auseinander zu setzen. Es ist nämlich durchaus keine Seltenheit, dass auf derselben Wöchnerinnenstation je nach Schicht widersprechende Ratschläge gegeben werden. Sie wären jetzt beim zweiten Kind zwar sicher weniger verwirrt und könnten sich besser durchsetzen, aber die Kraft können Sie sich auch sparen.
- Die meisten Mütter, die ihr zweites Kind bekommen, sind innerlich sehr damit beschäftigt, wie es dem großen Kind geht. Je näher sie miterleben können, wie der Alltag für das „Große“ weitergeht, umso entspannter kann der Umgang mit dem „Kleinen“ sein.

Welche Voraussetzungen müssen für ein Wochenbett zu Hause erfüllt sein?

- Unabdingbar: eine Hebamme, die bei Ihnen zu Hause die Nachsorge übernimmt. Heute gibt es allerdings in den meisten Städten und Gemeinden frei praktizierende Hebammen, die eine solche Aufgabe übernehmen, das dürfte bei der Entscheidung das geringste Problem sein.
- Für Ihr älteres Kind sollte ein vertrauter Babysitter auf Abruf bereit sein, es hin und wieder für ein paar Stunden zu betreuen. So können Sie auch gemeinsam mit dem Vater ein paar Stunden ungestört mit dem Neugeborenen verbringen.
- Es ist eine gute Idee, wenn Sie in Ihrem Wohnraum eine Liegemöglichkeit für sich selbst einrichten können. Bei unserem dritten Kind hatten wir das nicht gemacht, und die Folge war, dass ich viel zu lange im Schaukelstuhl in unserem Hauptwohnraum saß. Ich hatte einfach keine Lust, mich ein Stockwerk höher ins Schlafzimmer abzusondern. Es ging mir gut, ich spürte fast gar nicht, dass ich eine Geburt hinter mir hatte – aber die Quittung bekam ich zwei Wochen später mit starken Beckenbodenschmerzen. Auch im Schaukelstuhl drückte es von oben auf den Beckenboden, der sich so nicht gut zurückbilden konnte. Das hatte weiter keine Folgen, außer dass es sehr unangenehm war, aber als ich beim vierten Kind auf einer großen Matratze im Wohnzimmer die ersten Tage nach der Geburt verbringen konnte, blieben die Schmerzen aus.
- Sie brauchen einen Bereich, in den sich ein Erwachsener mit Ihrem älteren Kind zurückziehen kann zum Spielen.
- Sie sollten eine Badewanne in der Wohnung haben. Vielleicht müssen Sie Sitzbäder machen, das geht in einer Duschwanne schlecht.
- Ein gut heizbares Badezimmer oder eine Wärmelampe sollte gerade in den ersten Tagen den Platz, wo Sie das Baby ausziehen, schön warm halten. Auch später ist das noch angenehm, aber dann kann man schon eher ohne auskommen als am Anfang.
- Sie brauchen einen guten Platz zum Wäscheaufhängen oder einen Trockner. Gerade Ihre Bettwäsche wird öfter gewechselt werden müssen, und wenn in der ganzen Wohnung Wäscheständer herumstehen, kann das ziemlich ungemütlich werden. Oder Sie geben die Bettwäsche ausnahmsweise mal in eine Wäscherei.
- Es muss gewährleistet sein, dass Sie vollständig vom Haushalt entlastet sind. Entweder haben Sie einen Partner, der sich auskennt, eine Oma oder Freundin, die gern hilft und sich flexibel frei machen kann, oder Sie engagieren eine professionelle Haushaltshilfe. Sie haben in diesem Fall Anspruch auf eine Teilerstattung der Kosten durch die Krankenkasse.

Vielleicht ist es für Sie aber besser, ein paar Tage in der Klinik zu bleiben. Hier ein paar Gründe, die dagegen sprechen, gleich nach Hause zu fahren:

- Vielleicht hatten Sie eine schwierige Geburt mit komplizierter Nachsorge. Da ist es eigentlich selbstverständlich, in der Klinik zu bleiben, ich erwähne es nur der Vollständigkeit wegen.
- Enge räumliche Verhältnisse: Wenn dem dreijährigen Brüderchen nichts anderes übrig bleibt, als in Ihrem Zimmer herumzutoben, weil woanders kein Platz ist, dann sollten Sie besser in der Klinik bleiben.
- Die Unmöglichkeit, eine kompetente Haushaltshilfe zu bekommen. Hat Ihr Mann Urlaub und kennt sich gut im Haushalt aus, kann es auch ohne Hilfe von außen gehen. Wenn dieses Arrangement aber darauf hinausläuft, dass Sie ständig mitdenken müssen und am Ende gar früher Arbeiten übernehmen, als Ihnen zuträglich ist, ist die Klinik die bessere Lösung. Dann entfällt für Ihren Mann, für Sie zu kochen und Wäsche zu waschen, und er kann sich den Tag mit dem Geschwisterchen frei einteilen.
- Unter Umständen kann auch eine große neugierige Verwandtschaft in der Klinik besser empfangen werden als zu Hause. Keiner erwartet dort Bewirtung oder setzt sich gleich für einen Umtrunk mit dem glücklichen Vater stundenlang fest, niemand hinterlässt Krümel auf dem Teppich und einen Berg schmutzigen Geschirrs. Das Kind darf bestaunt werden, die Mutter beglückwünscht – Nebenwirkungen entfallen! Die Gelegenheit zu einem Familienfest kommt dann später mit der Taufe oder einem nicht kirchlichen Begrüßungsfest für das Baby, aber erst dann, wenn die Mutter wieder fest mit beiden Füßen im Alltag steht.

Was sollten Sie in der Wochenbettzeit tun?

Eigentlich nichts anderes als beim ersten Kind: sich an all das Neue gewöhnen und Ihren Körper wieder auf „Einzelbetrieb“ umstellen. Urlaub ist das nicht gerade, Sie werden es noch vom ersten Mal wissen: Man hat ganz schön viel zu tun im Wochenbett!

Jetzt, beim zweiten Kind, gibt es allerdings einen anderen Stundenplan – in der Schule ändert er sich schließlich auch bei Versetzung in die zweite Klasse.

Sie werden weniger Energie auf die reine Säuglingspflege verwenden müssen. Sie wissen schon, wie man einen Säugling anfasst, wie man ihn zum Schlafen legt, wie man ihn badet und wickelt.

Auch das Stillen klappt wahrscheinlich besser. Es sei denn, beim ersten Kind ist einiges schief gegangen und Sie wollen jetzt einen neuen Anlauf machen. Dann brauchen Sie auch beim zweiten Kind einige Zeit und Energie, bis die Milch richtig fließt.

Die Wochenbettgymnastik werden Sie jetzt genauso gern oder ungern machen wie beim ersten Kind. Gut ist es, wenn entweder in der Klinik eine Krankengymnastin oder zu Hause die Hebamme Sie zu Ihrem Glück zwingt. Wenn Sie sich selber dazu aufraffen müssen, kann es passieren, dass Sie am Abend mal wieder feststellen müssen, den ganze Tag nicht dazu gekommen zu sein.

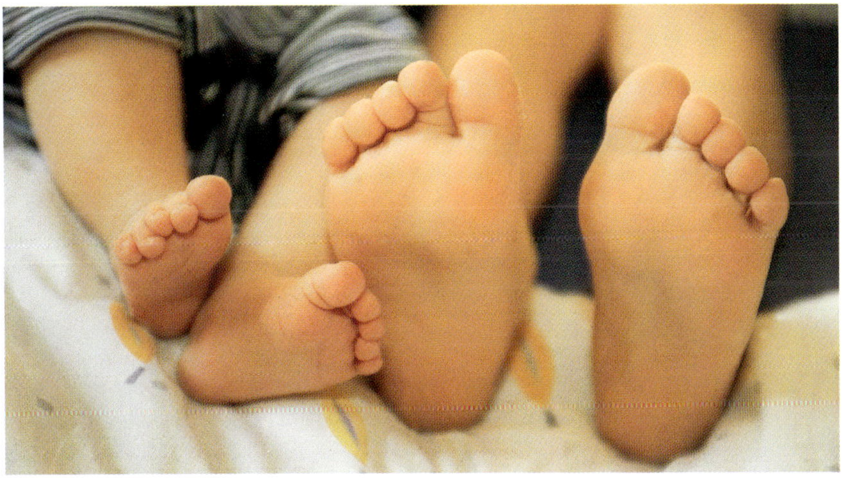

Das neue Fach in diesem Stundenplan lautet „Mutter von zwei Kindern sein“, und ich kann Ihnen versichern, in diesem Fach werden Sie Ihr Leben lang nicht auslernen. Aber gut anfangen, das können Sie.

- Nehmen Sie sich jeden Tag ein wenig Zeit ganz allein mit Ihrem Baby. Das ist sicherlich nicht schwierig, Sie werden sowieso viel Zeit mit Stillen und Schmusen verbringen.
- Nehmen Sie sich jeden Tag ein wenig Zeit nur mit Ihrem größeren Kind. Das ist schon schwieriger, denn Sie brauchen dann jemanden, der nach dem Baby schaut. Natürlich können Sie mit Ihrem älteren Kind spielen oder ihm ein Buch vorlesen, wenn das Baby schläft. Aber es sollte schon so sein, dass es Sie und Ihr Großes nicht zwangsläufig unterbricht, wenn es wach wird. Das Große muss einfach spüren können, dass das Kleine ihm die Mama nicht in jedem Fall wegnimmt.

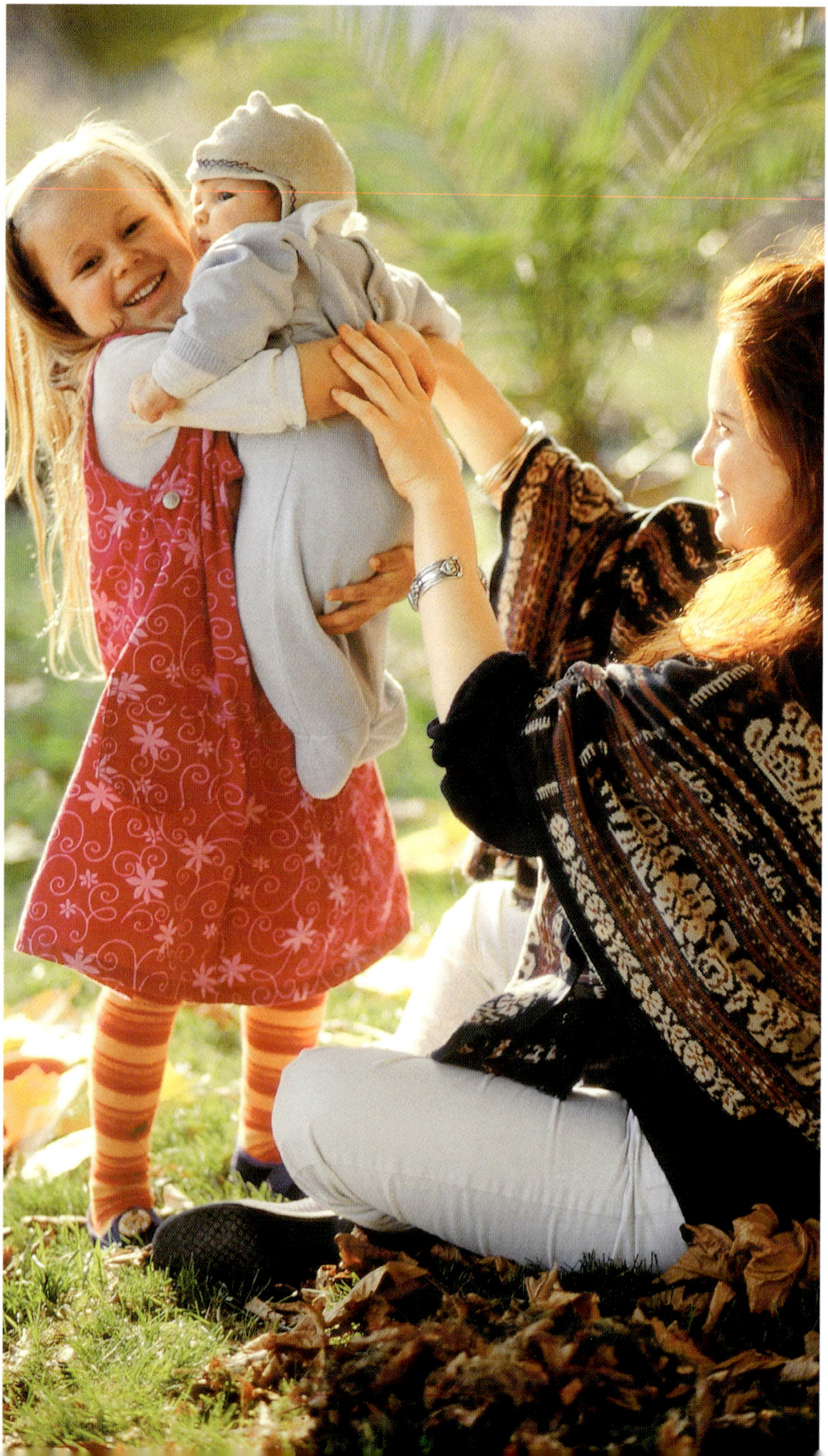

Teil IV: Der Alltag mit zwei Kindern

26 Die Versorgung des Babys

Nun, nach zwei, drei Wochen, wird der Besuch seltener, die Blumensträuße sind verwelkt, das Baby schreit, schläft, trinkt und drückt dreimal am Tag die Windel voll.

Jetzt heißt es, zu einer brauchbaren Alltagsroutine zu kommen.

Konnten Sie sich beim ersten Kind für die Pflege Ihres Babys noch reichlich Zeit nehmen, auch wenn dabei vielleicht so manches andere zu kurz kam, werden Sie jetzt mit dem zweiten Kind immer wieder in Zeitnot geraten. Sie wollen stillen, da muss das Große aufs Klo; Sie wollen wickeln, da ist dem Großen der Teddy vom Balkon gefallen; Sie wollen das Baby baden, da hören Sie, wie Ihr Großes im Wohnzimmer das Spinnenpapier aus den Photoalben reißt …

So oder ähnlich, je nach Temperament der Kinder. Die Bedingungen, unter denen Säuglingspflege stattfindet, sind eben ganz anders als beim ersten Kind. Zwar wissen Sie eine Menge, denn Sie haben sich ja schon beim ersten Kind schlau gemacht. Aber wie man die schönen Turnübungen machen und das tägliche Bad zelebrieren soll, wenn man unentwegt unterbrochen wird – das steht in den meisten schlauen Büchern nicht drin.

Ich habe im Zusammenleben mit meinen Babys eine Strategie entwickelt, die ihnen und mir sehr gut getan hat. Ich würde sie als „aufmerksame Beiläufigkeit" bezeichnen.

Ein Widerspruch in sich?

Eigentlich nicht. Denn beides erwartet ein Baby: die Aufmerksamkeit der Erwachsenen, um zu spüren, was für Hilfeleistungen das Kind im Augenblick braucht, und das Gefühl, selbstverständlicher Bestandteil des Alltags der ganzen Familie zu sein. Kleine Kinder halten es gar nicht aus, ständig im Mittelpunkt des Interesses zu stehen, aber sie sind sehr gerne Zaungäste des Geschehens, solange sie sich dabei sicher fühlen. Um diese Sicherheit zu bieten, entwickeln vor allem Mütter, aber auch andere Personen, die kontinuierlich Kinder betreuen, eine Art doppelte Aufmerksamkeit, die zum einen ihrem Tagewerk und zum anderen den mitlaufenden Kindern gilt. In Gesellschaften, in denen es selbstverständlicher ist als bei uns, dass Kinder am Alltag der Erwachsenen teilnehmen, wird diese Fähigkeit schon von älteren Kindern erwartet, bei uns haben sie mangels Übungsmöglichkeiten leider sogar schon viele Müttern kaum entwickelt. Sie glauben, dem Kind unentwegt ihre gesamte Aufmerksamkeit schenken zu müssen, und davon sind sie selbst und das Kind ganz schnell überfordert.

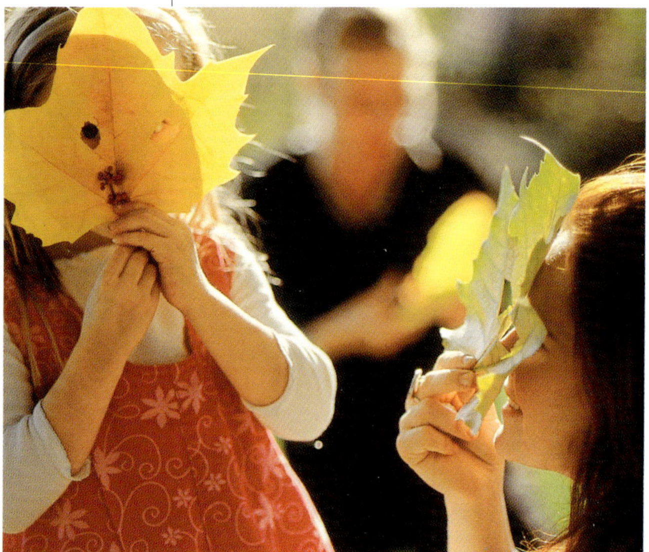

Mit dem zweiten Kind wird diese Praxis dann ganz und gar unmöglich, aber wenn Sie glauben, das wäre der richtige Umgang mit einem Kind, dann werden Sie sehr schnell verzweifeln.

Machen Sie sich klar: Es schadet dem Kind nicht, wenn Sie es so in Ihren Alltag einbauen, dass es Ihnen möglichst wenig Arbeit macht. Es schadet ihm, wenn Sie es als Person nicht wahrnehmen, wenn Sie nicht mit ihm sprechen, wenn Sie sein Bedürfnis nach Körperkontakt nicht befriedigen, aber wenn Sie ihm nicht täglich einen frischen Strampler anziehen und es nicht jeden Tag baden, schadet ihm das überhaupt nichts.

Mir hat die Erfahrung im Umgang mit meinen Babys gezeigt, dass sich mit vier „Bausteinen" ein Alltag mit wenig Stress gestalten lässt:

- Baustein eins: *das Tragen im Tragetuch.*
- Baustein zwei: *Stillen*, wenn es klappt, mindestens neun Monate, auch in Gegenwart der Familie und in der Öffentlichkeit.
- Baustein drei: *unaufwändige Körperpflege.* Selten baden, in vielen Situationen genügt ein feuchter Lappen.
- Baustein vier: *keine spezielle Babynahrung*, ab dem sechsten Monat bekommt das Baby geeignete Bestandteile des Familienessens – vorausgesetzt, die Familie ernährt sich gesund.

Diese „Bausteine" werde ich Ihnen in den folgenden Kapiteln näher erläutern.

27 Das Tragen

Säuglinge müssen getragen werden, weil sie noch nicht laufen können – klar. Aber die Natur, rationell wie sie ist, hat diese praktische Notwendigkeit mit so allerlei Nebenerscheinungen ausgestattet, die wichtig für das Baby und angenehm für seine Eltern sind. Mit der Erfindung des Kinderwagens ist das ein wenig aus dem Blickfeld geraten, aber gerade wenn Sie zwei kleine Kinder zu versorgen haben, sollten Sie sich diese Vorzüge zunutze machen.

Wahrscheinlich haben auch Sie im Umgang mit Ihrem ersten Baby festgestellt, dass es vieles von dem, was Sie voller Vorfreude angeschafft hatten, gar nicht zu würdigen wusste. Was tat es in dem entzückenden Stubenwagen? Schreien. Was tat es auf der kuschelweichen Krabbeldecke? Schreien. Was tat es in dem superflotten Kinderwagen? Schreien – es sei denn, Sie schoben ihn über Stock und Stein. Und wie ließ es sich schließlich trösten? Durch Herumtragen. War es so?

Gut, etwas habe ich übertrieben. Babys schlafen auch in Stubenwagen und spielen auch auf Krabbeldecken. Aber dennoch machen unzählige Eltern immer wieder die Erfahrung, dass diese Aufenthaltsorte für das Baby sofort unannehmbar werden, wenn es nur ein wenig aus dem Lot gerät. Es kommt selten vor, dass ein Kind im Bettchen zwei Stunden lang wach und zufrieden ist, ohne dass sich jemand um es kummert, mit ihm spricht, es ab und zu kitzelt, ihm Spielzeug gibt und vielleicht einen Keks.

Ich habe mir meine Babys im Tragetuch umgebunden – und hatte stundenlang Ruhe. Ich brauchte nicht mit dem Kind zu plaudern oder mit ihm zu spielen. Es merkte auch so, dass es nicht allein war, schaute sich zufrieden in seiner Umgebung um, und wenn ihm alles zu viel wurde, dann schlief es einfach ein.

In den meisten Kulturen dieser Erde wird diese Eigenart für selbstverständlich genommen, Mütter oder auch ältere Geschwister tragen das Baby sehr viel herum. Tragehilfen der verschiedensten Art wurden dafür entwickelt, vom einfachen Tuch bis zur kompletten Tragewiege. Bei uns wird Herumtragen dagegen häufig mit Verwöhnen gleichgesetzt, aber in diesen Kulturen hat das gar nichts mit Verwöhnen zu tun. Dem Säugling wird nicht Aufmerksamkeit im Übermaß zuteil – das wäre ja „Verwöhnen" –, sondern er wird mit seinem ureigenen Bedürfnis, gehalten und getragen zu werden, in den Alltag der Großen hineingenommen.

Wie in so vielen Bereichen hat Mutter Natur auch hier das Nützliche mit dem Angenehmen verbunden. Säuglinge genießen das Getragen-Werden, und gleichzeitig

- wird ihre Verdauung durch die Bewegung unterstützt. Magen und Darm brauchen die Stimulation von außen, um richtig arbeiten zu können. Da das Menschenbaby ein Nesthocker ist, dürften unsere „abgelegten" Babys eigentlich keine Bauchschmerzen haben. Es ist aber eine unbestrittene Erfahrung, dass es Kolik-Kindern immer noch am besten geht, wenn sie herumgetragen werden;
- werden die noch unfertigen Hüftgelenke der Säuglinge durch die Spreizhaltung der Beine in einer Stellung gehalten, die ihnen genau die Entwicklungsanreize gibt, die sie zu einer gesunden Ausreifung brauchen. Dass Babys darauf programmiert sind, sehen Sie, wenn Sie Ihr Kind unter den Armen fassen und hochnehmen. Es wird sofort die Beine anhocken und abspreizen, egal, ob es nun drei Wochen oder acht Monate alt ist. Dieser „Spreiz-Anhock-Reflex", der im Augenblick des Festhaltens am erwachsenen Körper in ein Klammern mit den Beinen übergeht, erleichtert sehr das Tragen;
- wird durch die ständige Bewegung das Gleichgewichtsorgan im Innenohr stimuliert. Die so entstehenden Reize, die ans Gehirn weitergeleitet werden, verstärken die Vernetzung der Nervenzellen im Gehirn bis weit in die Großhirnrinde, wo das bewusste Denken lokalisiert ist. Da gerade in den ersten Monaten die Verknüpfung der Nervenbahnen im Gehirn in rasantem Tempo vor sich geht, ist dieser zusätzliche Impuls von größter Bedeutung;
- sind getragene Kinder zufriedene Kinder. Das Tragen als Betreuungsform eines Babys hat erstaunliche Nebeneffekte für die Eltern, die sich auf das Abenteuer einlassen, dem Säugling ihren Körper als Aufenthaltsort anzubieten. Das anstrengende Quengeln um Aufmerksamkeit entfällt, auch wenn der Erwachsene alles andere tut, als sich mit dem Baby zu beschäftigen.
- Sie können mit dem Kind auf dem Rücken Straße fegen, telefonieren, Salat putzen, Betten machen, Schnitzel brutzeln, bügeln, Ihren Keller aufräumen und mit dem „großen" Brüderchen Weihnachtsplätzchen backen – alles kein Problem. Sie haben natürlich das Gewicht zu tragen, aber nicht die Verantwortung dafür, dass das Baby gut unterhalten ist.

Denn eines sollten Sie sich vor Augen halten: *Tragen heißt nicht, sich ständig um das Kind zu kümmern* – sonst könnte ich es ja nicht als Baustein für die „aufmerksame Beiläufigkeit" bezeichnen! Es ist nicht nötig, dass Sie unentwegt mit ihm sprechen, es ständig anschauen, nur dahin gehen, wohin das Kind will, nur das tun, was es offensichtlich interessant findet. Es ist *Ihr* Leben, in das Sie es mitnehmen, dieses Leben, in dem es bereits ein anderes Kind gibt, nicht *seines*, in das Sie sich hineinbegeben.

Das Kind erlebt so die Welt aus dem Blickwinkel eines aufrechten, erwachsenen Menschen. Und gleichzeitig mit seiner Wahrnehmung der Welt spürt es mit seinem ganzen Körper, wie der Erwachsene in dieser Welt reagiert. Da geht die Mutter spontan auf die Bekannte auf der Straße zu und schüttelt ihr die Hand, da zieht der Vater im Herbstwind schützend die Jacke um sich und das Kind. Da weint das Schwesterchen, und die Mutter bückt sich, um es zu trösten, da scheint die Sonne blendend zum Fenster herein, und der Vater reckt sich und zieht die Vorhänge zu.

Für ein Baby sind das die vielen Puzzleteilchen, aus denen sich diese Welt zusammensetzt. Ein Kind auf der Krabbeldecke, im Stühlchen oder im Kinderwagen würde all das auch irgendwie erleben – aber es würde nicht die körperliche Antwort des Erwachsenen darauf spüren.

Diese Art des Erlebens habe ich „*Perspektive-Teilen*" genannt. Das Kind teilt mit dem Erwachsenen den Blickwinkel, unter dem dieser die Welt erlebt und in ihr handelt. Dabei findet passives Lernen statt, ein passiver Aufbau von Selbstbewusstsein. Da das Kind noch gar nicht recht zwischen sich und anderen unterscheiden kann, erlebt es alles, was der Erwachsene tut, wahrscheinlich so, als ob es das selber täte. Als ob es selber die Schwester trösten oder selber den Vorhang zuziehen würde. Und daraus, dass es ja offenbar all das bewältigt, leitet dieser winzige Mensch die Zuversicht ab, mit dem Leben gut zurechtzukommen.

Tragen ist eben nicht nur ein Fortbewegungsmittel. Es ist wie das Stillen ein körperlicher Anreiz zum Wachstum – fast könnte man sagen, das Stillen stellt die Baustoffe bereit, und das Tragen fügt sie zusammen.

Nun, es ist nicht das Tragen allein. Es ist der gesamte körperliche Kontakt, den ein Säugling mit seinen Erwachsenen hat. Körperkontakt haben natürlich auch Kinder, die nicht viel getragen werden. Sie werden gestillt oder gefüttert, sie werden gewickelt, gebadet und angezogen, sie werden auf den Schoß genommen und geschaukelt, sie werden gestreichelt und geschmust. Ein normal aufwachsendes Kind bekommt auch auf diese Art so viele körperliche Wachstumsanreize, dass es gesund heranwachsen kann. Aber es kann Ihnen mit zwei Kindern schon schwer fallen, ihrem Baby diesen ausgiebigen Körperkontakt zu bieten, wenn Sie immer dazu beide Arme brauchen, denn das Große fordert Sie schließlich auch.

Vielleicht kann man *das Stillen und das Tragen* als sehr einfache Tätigkeiten betrachten, in die die Natur *ein umfangreiches Geflecht von Entwicklungsanreizen* eingebaut hat.

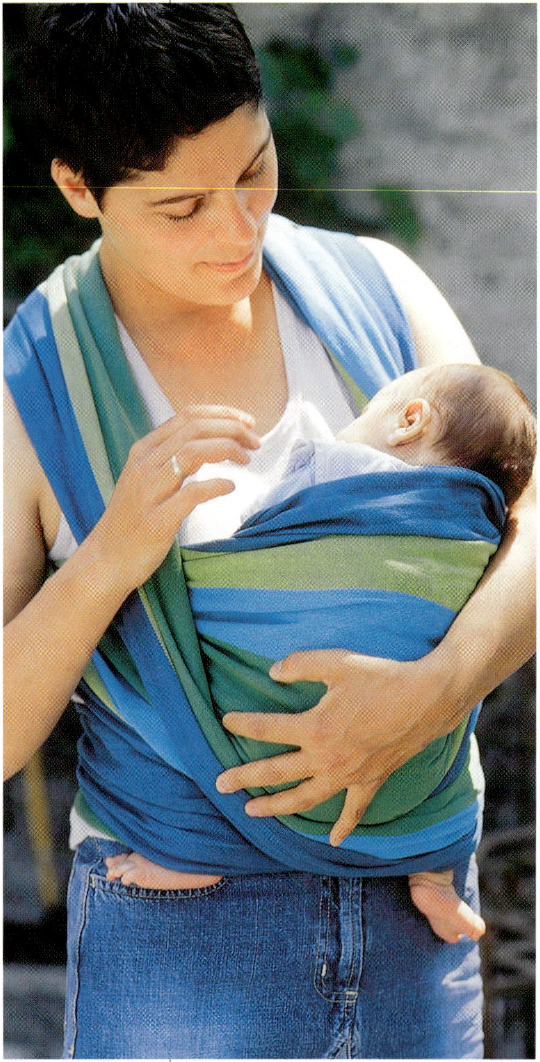

Anstatt dass sich Mütter bemühen müssen, die richtige Nahrung zuzubereiten, die Zunge zum Sprechenlernen vorzutrainieren, den zum Wachstum nötigen Haut- und Körperkontakt „durchzuführen“, dem Kind durch Blick und Berührung seinen eigenen Körper begreifbar zu machen, dabei das Kind aber in seinem Zustand „abzuholen“, damit es sich mit seiner Umgebung eins fühlt – anstelle all dieser komplizierten Dinge braucht sie bloß das Baby an die Brust zu nehmen!

Und anstatt durch Turnübungen das Gleichgewichtsorgan zu trainieren, durch Spreizübungen die Hüftgelenksentwicklung zu fördern, durch Zusammentragen von verschiedenem Spielzeug das Weltbild des Kindes zu erweitern, durch Bauchmassagen seine Verdauung zu erleichtern, durch rhythmische Bewegungen seine Muskulatur zu stärken – trägt man es einfach so viel wie möglich herum!

Tragen – ganz praktisch:

Besorgen Sie sich eine gute Tragehilfe, am besten ein Tragetuch. Fertig genähte Tragesitze mögen verlockend erscheinen, weil sie zunächst einfacher in der Handhabung sind. Aber die meisten Eltern klagen irgendwann über haltlos baumelnde Kinder und schmerzende Rücken. Mit einem Tuch haben Sie anfangs etwas mehr Mühe – aber eine Tragehilfe, mit der Sie Ihr Kind auf die verschiedensten Weisen bis ins dritte Lebensjahr hinein tragen können (Bezugsquellen finden Sie im Anhang).

In Stillgruppen und Mütterzentren finden sich immer Mütter, die Ihnen bei den ersten Knoten behilflich sein können und Ihnen auch ihre Erfahrungen weitergeben können. Sie können natürlich auch Ihre Hebamme fragen (oder

auch in dem folgenden Buch nachlesen: Evelyn Kirkilionis, Ein Baby will getragen sein, Kösel, München 2002).
Aber wenn nun das Geschwisterchen auch immerzu getragen werden will? Wenn es eifersüchtig wird auf das Baby im Tuch?

Dem können Sie mit zwei Strategien begegnen: Packen Sie sich spaßeshalber das Große auch mal ins Tragetuch!

Und schaffen Sie möglichst häufig Situationen, in denen Sie sich mit dem Großen beschäftigen, während Sie das Kleine im Tuch haben, zum Beispiel im Sandkasten schaufeln, am Basteltisch Kartoffeldruck machen, Memory spielen oder gemeinsam Pudding kochen. Das ist für das ältere Geschwisterchen das Signal, dass das Baby zwar in sein Leben eingetreten ist, dabei aber durchaus nicht Mama oder Papa wegschnappt. Sie können dabei auch mit dem älteren Kind gemeinsam dem Baby zeigen, wie man eine schöne Burg im Sand baut oder welche Bilder auf den Memory-Kärtchen sind. Dann hat das Kind das Gefühl, dem Baby zu sagen: „Ich bin schon da, du darfst dazukommen!", anstatt dass es vom Baby zu spüren bekommt: „Ich bin jetzt da, wo du vorher warst!"

28 Das Stillen

Sie werden sicher schon eine Menge wissen über die Vorteile des Stillens. Hat es beim ersten Kind gut geklappt? Oder nicht? Ähnlich wie bei der Geburt ist es beim Stillen wichtig, die Erfahrungen, die Sie beim ersten Kind gemacht haben, richtig zu verarbeiten.

Denn das größte Hindernis beim Stillen ist die Angst davor! Wenn Sie keine Probleme hatten, dann wird es sicherlich auch beim zweiten Kind keine geben.

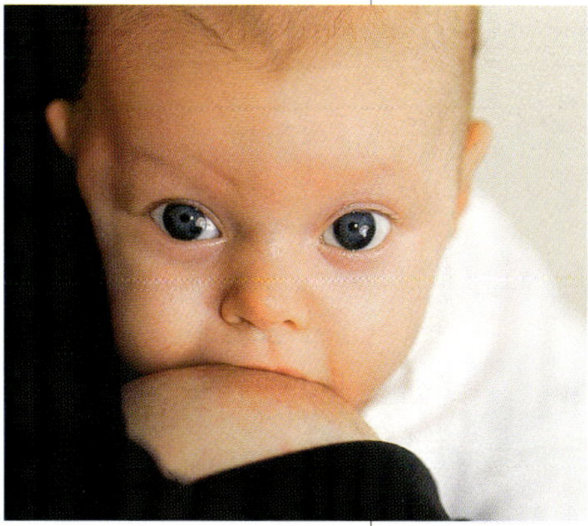

Sollte es schwierig gewesen sein, ist es wichtig, sich klar zu machen, worin die Schwierigkeiten bestanden:

- Waren Sie irritiert davon, dass das Stillen weh tat? Stillen kann tatsächlich weh tun, jedenfalls am Anfang. Immerhin zieht sich während des Milchflussreflexes die gesamte Muskulatur der Brust zusammen, das gibt ein merkwürdig stechendes, brennendes Gefühl. Es fühlt sich bei jeder Frau anders an, eine beschreibt es als Prickeln, eine als Stechen, eine als Brennen, eine andere als Drücken. Da wir im Allgemeinen gewöhnt sind, ungewohnte und damit unangenehme Empfindungen als Warnsignale zu interpretieren, hat schon so manche Frau gedacht, bei ihr stimme wohl etwas nicht, und hat abgestillt. Das ist ein Irrtum. Eine Geburt tut auch weh und ist doch ein ganz gesunder Vorgang. Darum lassen Sie sich nicht entmutigen, nach einiger Zeit lassen die schmerzhaften Empfindungen nach. Es bleibt nur dabei, dass Sie den Milchflussreflex als kraftvolle Aktion der Brüste spüren.

- Hatten Sie wunde Brustwarzen? Das muss nicht wieder so sein. Bereiten Sie die Brustwarzen aufs Stillen vor, indem Sie sie immer wieder kalt abwaschen. Sorgen Sie beim Stillen dafür, dass das Kind den ganzen Warzenhof in den Mund nimmt und ihn eher ausdrückt als heftig saugt. Lassen Sie das Kind häufig trinken, dann ist es nicht so gierig. Massieren Sie Ihre Brust ein wenig vor dem Stillen, dann tritt der Milchflussreflex schneller ein und das Kind bekommt die Milch eher „geliefert", als dass es sie durch heftige Saugbewegungen der Brustwarze entwinden musst. Pflegen Sie die Brust mit nichts anderem als Muttermilch!
- Hatten Sie zu wenig Milch? Das ist zu 99 % ein Irrtum. Vermutlich hatten Sie eher zu wenig Geduld. Stillkinder brauchen anfangs etwas mehr Mahlzeiten als Flaschenkinder. Die Zeit, die Sie dafür aufbringen müssen, sparen Sie schon dadurch ein, dass Sie weder Milchnahrung zubereiten müssen noch Flaschen spülen, und außerdem werden Sie aller Wahrscheinlichkeit nach weniger Zeit beim Kinderarzt verbringen, denn Stillkinder sind erfahrungsgemäß seltener krank. Vielleicht wussten Sie auch nicht, dass Babys nach etwa zwei, sechs und 12 Wochen einen Wachstumsschub durchmachen und um diese Zeit herum öfter nach der Brust verlangen. Das ist kein Zeichen dafür, dass Sie zu wenig Milch haben, sondern es ist sozusagen die Bestellung, die die Babys aufgeben, damit sie in Zukunft mehr geliefert bekommen. Das häufigere Saugen bewirkt, dass die Brüste mehr Milch produzieren.
- Fühlten Sie sich zu angebunden? Das sollten Sie beim zweiten Kind neu überdenken. Natürlich ist ein gestillter Säugling auf die Anwesenheit seiner Mutter angewiesen, aber er nagelt sie ja nicht fest. Ein gestilltes Baby lässt sich wunderbar an alle möglichen Orte mitnehmen. Wird es unruhig, kann es ja „gestillt" werden, so wird es niemanden stören. Und wenn es in ein Alter kommt, in dem es umherrobbt oder fröhlich krähend allen Anwesenden ins Wort fällt, dann ist es groß genug, um sich von Papa, Oma oder Babysitter mit Banane oder Kartoffelbrei füttern zu lassen.

Das Stillen hat aber auch für die großen Geschwister Vorteile:

- Die Mama muss weniger Zeit für die Zubereitung der Nahrung und das Sterilisieren der Flaschen aufwenden.
- Die Mama ist mobiler. Es reicht schon, wenn sie für den großen Bruder die Sandschippe und die Kekspackung mitnehmen muss, müsste sie auch noch Flaschen einpacken oder zu einer bestimmten Zeit zu Hause sein, wäre sie vielleicht seltener zu einem Ausflug bereit.
- Die Mama hat beim Stillen eine Hand frei! Sie kann ein Buch halten zum Vorlesen, sie kann Memorykärtchen umdrehen, sie kann das Kuscheltier, das so furchtbar weint, ein bisschen trösten und streicheln, sie kann sogar beim Essen helfen, wenn der dumme Brei immer wieder vom Löffel rutschen will …
- Das Baby trinkt zwar ziemlich oft, die Wahrscheinlichkeit, dass es Verdauungsprobleme bekommt, ist aber gering. Also kann die Mama auch dem Großen mal den Rücken kraulen anstatt nur dem Baby den Bauch.
- Die Mama muss nicht verschreckt herbeispringen, wenn sich mal eine Schnupfennase dem Baby nähert. Der Infektionsschutz über die Muttermilch schont ihre Nerven und ermöglicht gelasseneren Kontakt zwischen den Geschwistern. Ganz abgesehen davon, dass die Mama statistisch nachweisbar weniger Zeit im Wartezimmer des Kinderarztes verbringen muss – das Baby ist wahrscheinlich weniger krank.
- Und noch ein Langzeitvorteil für die große Schwester oder den großen Bruder, von dem sie selber noch nichts wissen: Nichts ist eine bessere Vorbereitung auf das Stillen, als wenn es die zukünftigen Mütter und Väter in ihrer Kindheit selbst miterlebt haben. Das gilt genauso fur die kleinen Mädchen wie für die kleinen Jungen – die einen müssen es tun, die anderen verstehen und unterstützen.

Damit das Stillen klappt

Hier noch einmal kurz zusammengefasst die wichtigsten Punkte, die beim Stillen zu beachten sind:

- Stillen Sie schon in den ersten Tagen, sooft das Kind unruhig wird und suchende Bewegungen mit dem Köpfchen macht. Die Vormilch, das so genannte Kolostrum, ist reich an Abwehrstoffen und hat außerdem abführende Wirkung, sodass das Kindspech (Mekonium) leichter ausgeschieden werden kann.
- Beunruhigen Sie sich nicht über die geringen Mengen, die das Baby anfangs trinkt.

- Beunruhigen Sie sich nicht über die Häufigkeit, in der das Baby in den ersten Monaten trinken will. Stillabstände von eineinhalb bis drei Stunden sind normal.
- Bedenken Sie, dass häufigeres Trinken nach zwei Wochen, sechs Wochen und drei Monaten Anzeichen für einen Bedarfsschub sind, der sich über stärkeres Saugen der Brust mitteilt. *Es heißt nicht, dass Sie nicht genügend Milch haben!* Stillen Sie weiter, die Abstände zwischen den Mahlzeiten werden nach etwa drei Tagen wieder größer werden.
- Stützen Sie sich beim Stillen gut ab, mit Kissen, Armlehnen oder Fußbänkchen. Je entspannter Sie sind, umso besser fließt die Milch.
- Verwenden Sie keine Seife oder Cremes an der Brustwarze. Lassen Sie etwas Milch darauf trocknen, sie ist der beste Hautschutz. Es hat schon Leute gegeben, die eigene Wunden mit Muttermilch behandelt haben!
- Sorgen Sie dafür, dass das Kind die Brustwarze weit genug in den Mund nimmt. Physiologisch gesehen ist das Brusttrinken nämlich weniger ein Saugen als ein Ausdrücken der Brustspitze mit der Zunge. Das geht nur, wenn das Kind auch einen großen Teil des Warzenhofes im Mund hat. So ist auch die Gefahr von wunden Brustwarzen am geringsten.

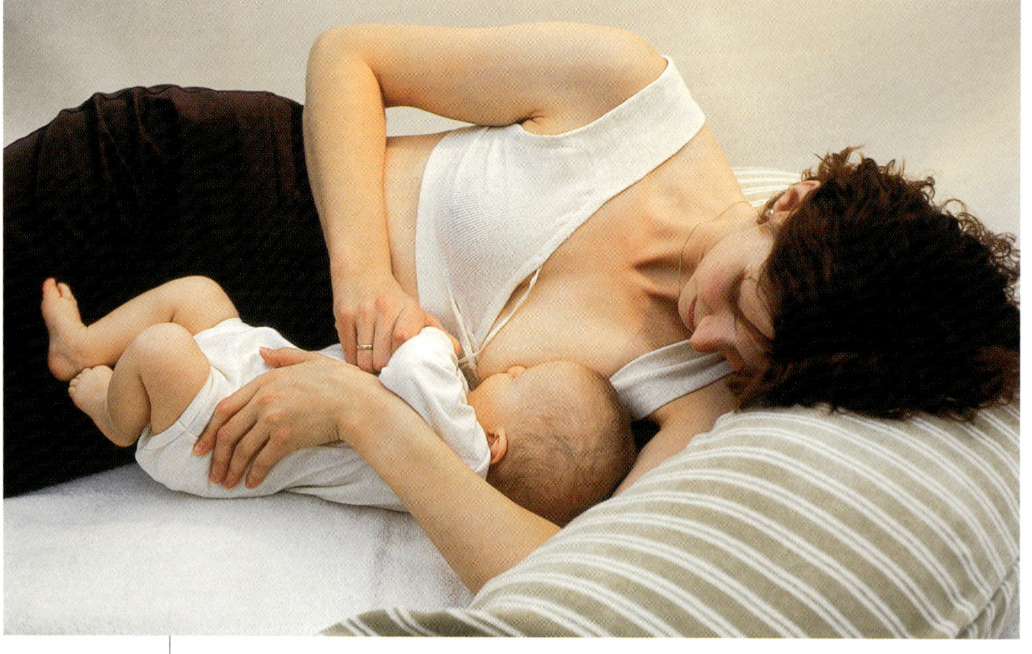

Wenn das Große beim Stillen quengelt

Da haben Sie es sich nun zum Stillen bequem gemacht, die Küche ist aufgeräumt, die Wäsche hängt auf der Leine, die Tasse Tee steht vor Ihnen, Ihr Großes spielt zufrieden im Kinderzimmer, Hoffung auf Idylle kommt auf – da hören sie ein Gepolter von nebenan und einen ohrenbetäubenden Schrei: „Mamaaaa!" Sie nehmen das Baby hoch und stürzen ins Nachbarzimmer. Mit triumphal verheultem Gesicht steht der große Bruder neben dem Bett, von dem soeben der Stuhl heruntergefallen ist, mit ihm der darauf aufgebaute Turm aus Bilderbüchern. Oben drauf hatte das Tuschwasserglas gethront, das nun seinen Inhalt über das Bett gegossen hat …

Es gibt unzählige Varianten dieser Situation, und nicht wenige Mütter geben seufzend das Stillen auf, weil sie meinen, diese Intimität mit dem Baby sei unzumutbar für das größere Kind und es würde sicher besser, wenn sie dem Säugling die Flasche geben.

Ich halte das für einen folgenschweren Irrtum. Auch Geschwister von Babys, die mit der Flasche ernährt werden, müssen zusehen, wie sich die Mutter viele Stunden und meist vorrangig mit dem Baby beschäftigt. Natürlich lässt sich das Füttern so auch mal an andere delegieren, aber so häufig dürfte das nicht vorkommen, dass das ältere Geschwisterchen wirklich glauben könnte, das Baby gäbe die Mutter wieder frei.

Aber ist nicht das Stillen an sich schon eine so intime Kommunikation, dass die Eifersucht allein schon durch das bloße Nuckeln an der blanken Brust verstärkt wird?

Ich denke, das ist sehr vom Standpunkt eines Erwachsenen aus gesehen. Dass das Baby beim Stillen etwas unglaublich Intimes gewährt bekommt, auf die Idee kommt eigentlich nur jemand, für den die Brust schon einmal in den Schrank der verbotenen Früchte verbannt war. Für ein Kleinkind gibt es keinen Grund, in diesem körperlichen Kontakt etwas Außerordentliches und Exklusives zu sehen. Die Mutter tut so viel mit dem Baby-Herumtragen, Mund abwischen, Po sauber machen, das Bäuchlein massieren –, warum soll sie es nicht an der Brust trinken lassen?

Wenn Sie keinerlei Aufstand um die Tatsache machen, dass ein Baby nun mal an Mutters Brust trinkt, wird das allein kein Kind zur Eifersucht anstacheln. Entscheidender ist der Wandel der Prioritäten, die das Kind hinnehmen muss: Es steht nicht mehr an erster Stelle!

Und diesen „Platzverweis" können Sie viel milder gestalten, wenn Sie das Baby stillen, als wenn Sie ihm die Flasche geben.

Hier ein paar Tipps, wie das Stillen mit kleinen und auch größeren Geschwistern klappt:

- Wichtigster Punkt: Machen Sie aus dem Stillen keinen Staatsakt! Wenn Sie ausstrahlen: „Schaut her, was ich alles für das Baby tue, was ich für es hergebe! Dabei will ich keinesfalls gestört werden!", dann wird Ihr älteres Kind das spüren und diese Wichtigkeit auch für sich beanspruchen wollen. Stillen Sie aber eher beiläufig, dann wird es wahrscheinlich gar nicht auf die Idee kommen, dass das etwas Besonderes und Beneidenswertes ist. Es wird wahrscheinlich neugierig sein, sicher wissen wollen, ob es auch mal so genuckelt hat, aber dann zur Tagesordnung übergehen.
- Stellen Sie zu den Stillzeiten einen Keks, etwas Obst und ein Getränk für das ältere Kind bereit. Es kann sich dann zu Ihnen setzen und „auch" etwas essen. Wenn dann Ihre Tasse Tee dabeisteht, gibt's ein Picknick in der Sofaecke.
- Aktivieren Sie die Lust des Menschen am „Essen-Geben". Haben Sie das schon einmal beobachtet? Omas, Väter, Tanten, Cousins und Cousinen tun nichts lieber, als den lieben Kleinen etwas zu essen zu geben. Essen *geben* schafft Verbindung, das gilt für Alte wie für Junge. (Denken Sie nur daran, welche Mühe Zoos haben, die Besucher vom Füttern der Tiere abzubringen!) Sagen Sie dem Kind, das Baby wäre noch zu klein, um richtig zu essen, aber bald dürfe es ihm von seinen Keksen geben (wenn die Bäume die Blätter verlieren oder der Weihnachtsmann kommt oder die Schneeglöckchen blühen). Vorher könne es ja Sie füttern, das würde dann zu Milch und wäre gut für das Baby. Lassen Sie sich von dem Großen während des Stillens Banane und Brotbröckchen in den Mund stecken, dann ist das Kind in diesen Kreislauf der Zuwendung eingebunden und fühlt sich nicht vernachlässigt.
- Nutzen Sie die Tatsache, dass Sie beim Stillen nicht gänzlich handlungsunfähig sind. Lesen Sie dem größeren Kind vor oder spielen Sie mit ihm. Das läuft vielleicht Ihrem eigenen Bedürfnis entgegen, sich ganz dem Baby zu widmen, verspricht aber immer noch mehr Ruhe, als wenn das ältere Kind herumquengelt.
- Fordern Sie Ihr Kind auf, seine Puppe oder seinen Teddy zu stillen. Da Kinder, wenn Sie spielen, hauptsächlich Handlungen nachmachen, das Stillen selber aber relativ handlungsarm ist, zeigen Sie ihm deutlich, was alles dennoch dazugehört: an der Wange streicheln, damit der Teddy den Kopf dreht, mal ein Päuschen machen und aufstoßen lassen, mit einer Windel ein bisschen ausgespuckte Milch abwischen, den Bauch massieren, weil der Teddy vielleicht Bauchweh hat …

- Hier ist auch der Vater gefragt: Sein Beitrag zur Ernährung des Babys ist unschätzbar, wenn er sich zu Stillzeiten mit dem älteren Kind beschäftigt.
- Bieten Sie dem Älteren „Tandemstillen“ an. Es ist durchaus nichts Ungewöhnliches, dass ein Baby und ein Kleinkind gleichzeitig an der Brust trinken. Solange ein größeres Kind dem Baby nicht das gesamte Kolostrum wegtrinkt, ist nichts dagegen einzuwenden. Im Gegenteil, die Brust wird zu reichlicher Milchproduktion stimuliert, was wiederum dem Baby zugute kommt, und die so entstehende Gemeinsamkeit kann die Geschwisterliebe sehr fördern!

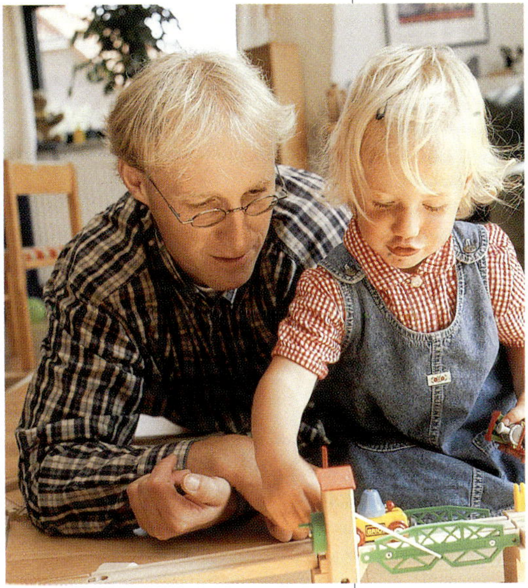

29 Die Körperpflege

Vor einigen Jahren saß ich beim Zahnarzt und bekam von der Sprechstundenhilfe das obligatorische Tüchlein umgebunden. Dabei erzählte sie mir, ihre Freundin sei Mutter geworden, und sie wolle ihr etwas zur Babypflege schenken. Das sei ja wohl eine äußerst schwierige Angelegenheit, es gäbe ja so viele Öle, Cremes, Lotionen, Badezusätze, Babyshampoos und Puder, ob ich ihr einen Tipp geben könnte?

Ich gab ihr den Rat, der Freundin einen Waschlappen zu schenken.

Baden ist eine nette Angelegenheit, warmes Wasser macht Spaß, es lässt die eigene Haut auf angenehme Art spüren, man wird überall von der großen warmen Hand der Mama gestreichelt – all das ist schön und wichtig und sollte auch immer wieder geschehen, aber täglich nötig ist es nicht. Im Gegenteil, Babyhaut braucht viel länger als die Haut eines Erwachsenen, um den körpereigenen Säureschutzmantel wieder herzustellen, der durch das Waschen entfernt wird.

Babys machen sich kaum schmutzig, vor allem nicht im ersten halben Jahr. Gegen die Milchspuckerei hilft ein Lätzchen, gegen klebrige Finger und verschmierte Mäulchen ein feuchter Lappen. Der Po wird am besten auch nur mit Wasser gereinigt, allenfalls noch mit Speiseöl auf einem Wattebausch. Die eigent-

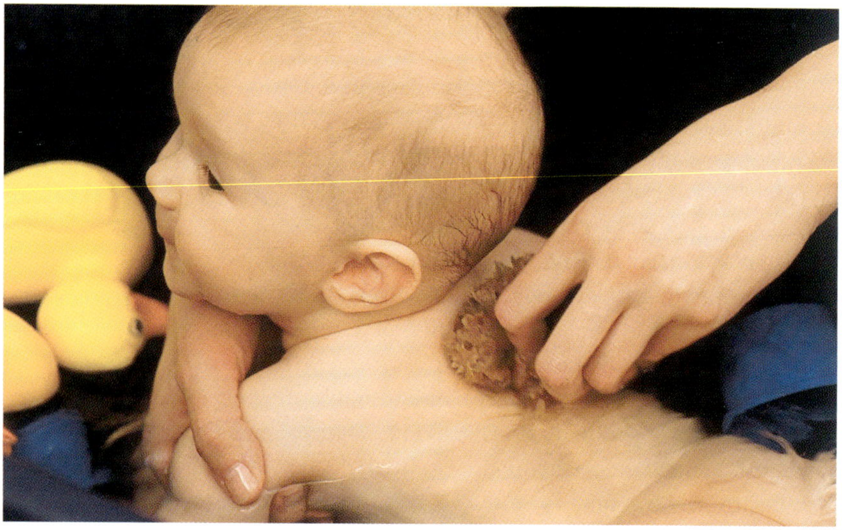

liche Hautpflege besorgen die Milchsäurebakterien auf der Haut, und die sollte man nicht allzu oft durch Wasser und Seife entfernen.

Wenn Sie Ihr Baby nicht täglich baden, vermeiden Sie vor allem Situationen, in denen Sie festgenagelt sind und sich wirklich nicht um ein älteres Kind kümmern können. Ein nacktes Baby im warmen Wasser und ein Hilfeschrei aus dem kalten Flur – das ist ein Stressauslöser ersten Ranges. Das können Sie sich sparen. Baden Sie das Baby nur, wenn noch ein anderer Erwachsener im Haus ist oder wenn Sie mit dem Baby allein sind.

Können Sie einschätzen, dass Ihr älteres Kind wirklich vernünftig und interessiert ist, können Sie es mit ins Badezimmer lassen und es zu Ihrem kleinen Helfer machen. Es kann die Shampooflasche halten, dem Baby mit einem Waschlappen den Bauch waschen oder das Badetuch hinhalten, wenn Sie fertig sind.

War das Baby ein paar Monate alt, habe ich es oft so gemacht, dass ich dem älteren Kind Wasser in die Badewanne eingelassen habe, und während es im Wasser planschte, hielt ich das Baby für ein paar Minuten ebenfalls in die Wanne. Das ist Spaß für beide und das warme Wasser hat in der Regel auf das große Kind einen so faszinierenden und beruhigenden Effekt, dass es geduldig darin sitzen bleibt, bis das Kleine abgetrocknet und frisch gewickelt ist.

Solche Rituale machen aus der Körperpflege einen Spaß und verbinden die Kinder miteinander. Sauberkeit ist nur ein Ziel dabei – das andere ist das gemeinsame Spiel im Wasser. Wenn Sie für die Sauberkeit außerdem ein paar Waschlappen und Lätzchen bereithalten, dann haben Sie für die Hygiene genug getan.

Das Wickeln

Zu Wickeltechniken brauche ich Ihnen sicher nichts zu erzählen, Sie haben beim ersten Kind schon genug Routine erworben. Aber jetzt kann dasselbe Problem auftreten wie beim Baden: das Baby auf der Wickelkommode, der große Bruder auf dem Fensterbrett …

Da ältere Geschwister, die mit Eifersucht zu kämpfen haben, gerade dann auf verrückte Ideen kommen, wenn die Mama besonders unabkömmlich mit dem Baby beschäftigt ist, sollten Sie hier die Situation ebenso entschärfen wie beim Baden. Das ist nur deshalb nicht so einfach, weil Sie das Wickeln nicht aufschieben können, bis Sie mit dem Baby allein sind.

Ein paar Tipps:

- Wickeln Sie auf einem Fell auf dem Boden. Dann kann im Falle eines Falles das Baby nicht herunterrollen. Die Utensilien, die Sie brauchen, stellen Sie sich griffbereit in eine Plastikschale ins Regal, das Fell legen Sie aufs Sofa oder aufs Bett, damit niemand mit schmutzigen Schuhen darüber läuft. Zusätzlich können Sie noch ein Handtuch dazulegen. Eine Freundin von mir hatte einen solchen Wickelplatz direkt vor einem Heizkörper – das war perfekt!
- Wenn Sie die Idee mit dem Fußboden nicht mögen, stellen Sie ein Fußbänkchen neben die Wickelkommode, von dem aus Ihr älteres Kind einen guten Blick hat. Dann kann es beim Wickeln „mithelfen". Wir hatten unsere Wickelkommode neben einem Bett stehen, das so häufig zum Logenplatz wurde für das Schauspiel „Das Baby wird gewickelt". Aber erhoffen Sie nicht allzu viel von dem Angebot, beim Babywickeln zu „helfen". Obwohl dieser Ratschlag häufig gegeben wird, um Eifersucht abzubauen, ist er kein Patentrezept; unsere Kinder hatten überhaupt kein Interesse daran, dem kleinen Schwesterchen den Po abzuwischen oder einzucremen. Aber zuschauen, das mochten sie.
- Machen Sie das Wickeln zu einem Spiel für sich und das Baby. Es ist die allerbeste Gelegenheit zum Knuddeln, Schmusen, Singen, Sprechen. Wenn Sie sich ein bisschen Zeit nehmen können und es warm genug ist, dann lassen Sie es ruhig auch ein bisschen nackt strampeln. Größere Geschwister betrachten dabei gerne die winzigen Zehen und das dralle Bäuchlein, sie setzen sich so auch mit ihrer eigenen Körperlichkeit auseinander. Sicher werden auch Sie hundertmal gefragt, ob Ihr Großes auch mal so klein war! Sie können dem Baby beim Wickeln einen großen Teil der Zuwendung gewähren, die es braucht – dann brauchen Sie kein schlechtes Gewissen zu haben, wenn Sie es sich sonst einfach auf den Rücken binden und sich nicht weiter ständig mit ihm beschäftigen.

30 Wenn das Baby anfängt zu essen

Stillen können Sie ein halbes Jahr bis dreiviertel Jahr – oder etwas mehr oder weniger. So lange haben Sie Zeit, sich an das Leben mit zwei Kindern zu gewöhnen, bevor die Pamperei mit dem Löffel losgeht. Ich habe es jedes Mal als sehr angenehm empfunden, mich in den ersten Monaten gar nicht um die Ernährung des Babys kümmern zu müssen, sondern allenfalls darum, mich so zu kleiden, dass ich dezent den Pullover hochschieben konnte.

Aber irgendwann ist es so weit. Das Baby schaut höchst interessiert zu, wie Mama, Papa und die große Schwester sich bei Tisch so alles Mögliche in den Mund schieben und dabei sehr zufrieden scheinen. Das möchte es auch. Dass das etwas mit Hunger zu tun hat, das ist ihm zunächst überhaupt nicht klar.

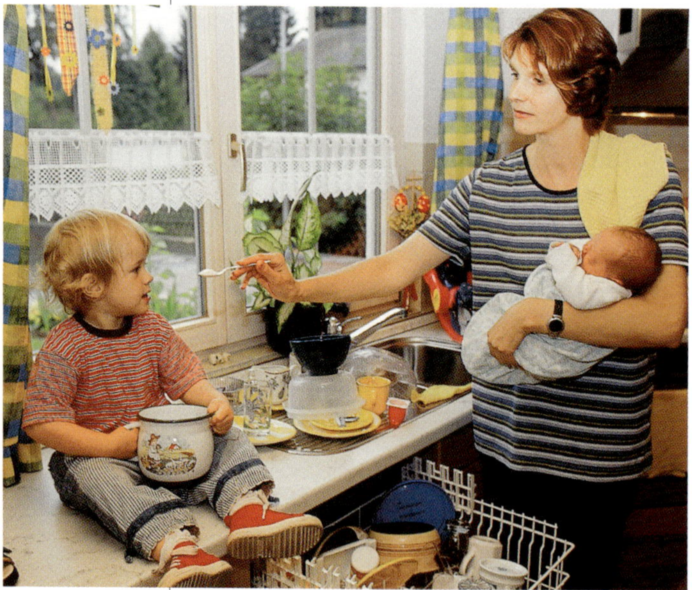

Darum mein Rat unter dem Aspekt der „aufmerksamen Beiläufigkeit“: Seien Sie aufmerksam und nehmen Sie seine Neugier und sein Interesse ernst, aber verbuchen Sie dieses Interesse zunächst unter „Spielen“ und sparen Sie sich die Energie, Ihr Kind nun auch per Brei satt bekommen zu wollen. Stillen Sie es weiterhin. Zusätzlich kochen Sie jetzt häufiger Karotten für die ganze Familie und lassen das Baby davon probieren. Nach zwei bis drei Wochen können Sie bereits ein bisschen Kartoffeln zerdrücken, dann gibt es Reis und schließlich auch Nudeln. So haben Sie aus den Grundbestandteilen des Familienessens bereits ein Babymenü bereitet, das Sie bald mit ein wenig Gemüse und geringen Mengen Fleisch bereichern können.

Babyernährung ist wirklich einfach. Ausführlich habe ich das in meinem Buch „Schwangerschaft, Geburt und erstes Lebensjahr“, siehe Seite 51, dargestellt.

Bis zum Zeitpunkt von sechs Monaten ist ein Kind mit allen Nährstoffen und Vitaminen durch die Milchnahrung ausreichend versorgt – sei es Muttermilch oder adaptierte Pulvermilch. Sogar wenn Ihr Kind noch mit neun Monaten voll gestillt werden will und dabei ausreichend zunimmt, brauchen Sie keine Unterversorgung zu befürchten. Bekommt Ihr Kind allerdings die Flasche, sollten Sie das Interesse des Babys an festerer Nahrung nach einem halben Jahr zu wecken versuchen, wenn es noch nicht von selber Neugierde zeigt.

Der erste Gemüsebrei

Zunächst führen Sie nur eine einzige Gemüsesorte ein, am besten Karottenmus. Lassen Sie dem Kind Zeit, sich an den neuen Geschmack zu gewöhnen, ruhig eine Woche oder mehr.

Zunächst wird das Kind nur wenige Löffel essen. Sie können dann auch beginnen, dem Karottenmus entweder ein wenig Kartoffel beizufügen oder direkt Kartoffelbrei zu füttern.

Wollen Sie später weitere Gemüsesorten einführen, verwenden Sie sie möglichst frisch und möglichst aus biologischem Anbau. Lange gelagertes oder mehrfach aufgewärmtes Gemüse kann große Mengen Nitrat enthalten. Dieses Nitrat wird im Magen eines Säuglings zu Nitrit umgewandelt, welches rote Blutkörperchen so blockiert, dass kein Sauerstoff mehr transportiert werden kann. In dem winzigen Organismus eines Babys bleibt das nicht ohne Folgen. Verzichten Sie darum zunächst auf Gemüse, die Nitrat speichern (Blattsalat, Spinat, Fenchel, Rote Beete).

Der erste Getreidebrei

Ab dem siebten Monat können Sie zusätzlich einen Getreidebrei anbieten, zunächst ausschließlich aus erhitztem Getreide. Beginnen Sie mit Reisflocken oder feinem Reisschrot, Hirseflocken oder Maisgrieß. Damit mindern Sie die Gefahr eines frühzeitigen Ausbruchs einer Zöliakie, einer erblich bedingten Verdauungsstörung, die eine lebenslange spezielle Ernährung erfordert. Etwas später können Sie auch Dinkel und Grünkern verwenden. Am Ende des ersten Lebensjahres erweitern Sie die Palette um Weizen, Hafer, Roggen und auch Gerste, die Sie nun, fein gemahlen und eingeweicht, in kleiner Menge auch als Frischkornbrei zubereiten können.

Das erste Obst

Obst verträgt ein Baby recht früh. Vor allem geriebene Äpfel können Sie bald füttern. Sehr säurehaltige Früchte sind weniger geeignet, aber alles, was süß und saftig ist, wird Ihr Kind gern annehmen. Vorsicht bei Erdbeeren, sie können Allergien auslösen. Ist Ihr Kind allergiegefährdet, schaffen Sie es vielleicht, die ersten zwei Jahre Erdbeeren ganz von ihm fernzuhalten.

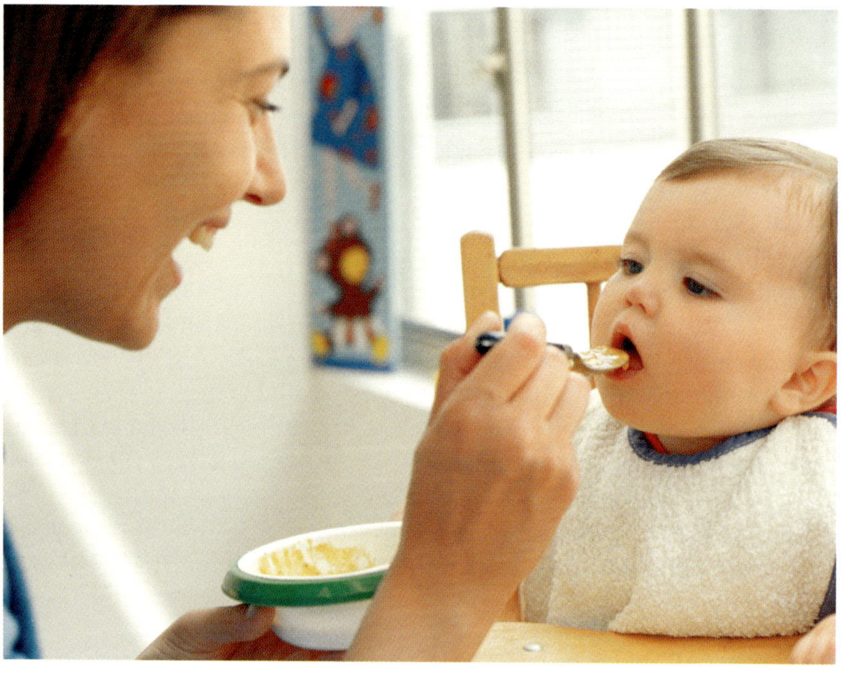

Das erste Eiweiß

Mit der Einführung von tierischem Eiweiß, sei es in Form von Milch, Fleisch oder Eiern, können Sie bis zum Beginn des zehnten Monats warten. Wenn Sie noch stillen, ist der Bedarf bis dahin gedeckt. Es wird vermutlich in den meisten Fällen nichts passieren, wenn Sie den Brei schon früher mit Milch anrühren oder mal den Kartoffelbrei mit einem Eigelb anreichern. Aber wenn Ihr Kind allergiegefährdet ist oder Sie einfach sichergehen wollen, warten Sie lieber ein Dreivierteljahr ab.

Milchprodukte bieten Sie am besten zunächst in Form von Quark oder mildem Joghurt an. Das geronnene Milcheiweiß ist besser verträglich als Vollmilch. Fleisch braucht Ihr Kind im ersten Lebensjahr nicht, wenn Sie stillen, denn das Eisen aus der Muttermilch ist sehr gut verwertbar. Ernähren Sie Ihr Kind mit der Flasche, sollten Sie ihm kleine Mengen hochwertiges püriertes Fleisch geben. Möchten Sie Ihrem Kind auch dann kein Fleisch geben, müssen Sie darauf achten, dass es Milchprodukte und ausreichend Vollkornnahrung, Hirse und Hülsenfrüchte erhält.

Den Gemüsebreien sollten Sie recht bald einen kleinen Löffel Keimöl oder auch einen Stich Butter zufügen, da so die fettlöslichen Vitamine besser aufgenommen und essenzielle Fettsäuren zugeführt werden.

Das Trinken

Solange Sie stillen, braucht Ihr Baby keine zusätzliche Flüssigkeit. Wenn Ihr Kind schon sicher an der Brust trinkt, dann ist es bei großer Hitze sinnvoll, ihm ein Fläschen mit Tee anzubieten. Noch besser ist es, ihm den Tee im Becher zu geben. Denn es kann Ihr Kind verwirren, wenn es Brust und Flasche parallel angeboten bekommt.

Bekommt Ihr Baby Breinahrung, sollten Sie ihm auch etwas zu trinken anbieten, möglichst nach dem Essen. Kinder greifen zwar gern als Erstes zum Getränk, sie sind dann aber schnell satt, essen wenig und sind schnell wieder hungrig.

Gut geeignet fur Fläschchen sind Fencheltee oder Leitungswasser, wenn das Kind aus der Tasse trinkt, und auch (verdünnte) Fruchtsäfte. Flaschen werden von den Kindern gern zum Dauernuckeln verwendet, sobald sie sie selber halten können. Dann müssen Sie besonders darauf achten, dass es keine gesüßten oder säurehaltige Getränke enthält, sie greifen die Zähnchen der Kinder an.

Noch einmal:

Sie begehen keine Unterlassungssünden, wenn Sie es sich leicht machen!

Kinder bevorzugen ohnehin einfache Speisen, man kann sie sehr gesund mit Kartoffeln, Reis und Mohrrüben, Brot, Quark und Yoghurt, mal etwas Fleisch, mal geriebenem Apfel und zerdrückter Banane ernähren. Ihrem Baby fehlt nichts, wenn Sie ihm nicht „die ganze Vielfalt“ der Gläschenkost anbieten.

Aber es tut ihm nicht gut, wenn das Füttern und Essen unter Stress geschieht!

Schenken Sie dem Zusammensein beim Essen Aufmerksamkeit, das wird auch Ihr älteres Kind genießen!

31 Die Familienwohnung

Waren Sie schon einmal an einem schönen Samstag im Frühling in einem bekannten schwedischen Möbelhaus? Dann wissen Sie, mit wem dieses den größten Umsatz macht: mit jungen Eltern. Ein Kind in der kaufhauseigenen Kinderkarre und eines auf dem Arm, so ziehen Väter und Mütter durch die Ausstellungsräume, um ihre Wohnung den sich wandelnden Bedürfnissen der Familie anzupassen.

Bevor Sie sich nun auch auf den Weg machen, neue Möbel zu kaufen, lassen Sie sich von ein paar Wohnerfahrungen mit Kindern inspirieren!

Denn das, was bei uns üblich ist, ist nicht unbedingt die Wohnform, die ein erfreuliches Zusammenleben von Kindern und Erwachsenen gewährleistet. „Wohnung" liest sich im Allgemeinen so: Wohnzimmer, Schlafzimmer, Küche, Kinderzimmer, wahlweise noch Esszimmer, Arbeitszimmer und Hausarbeitsraum. Wer üppig Platz hat, hat noch eine Speisekammer, einen Hobbyraum, vielleicht noch ein Musikzimmer – aber haben Sie schon einmal etwas von Spiel- und Tobezimmern gehört? Dabei wären die in einer Familie mit Kindern die nötigsten Räume überhaupt!

Um die Räume Ihrer Wohnung so aufteilen zu können, dass alle Familienmitglieder sie als behaglichen Lebensraum empfinden können, sollten Sie über folgende Punkte nachdenken:

1. Kleine Kinder sind nicht gern allein

Das wissen Sie schon, und vielleicht haben auch Sie schon Ihre kleine Küche verflucht, in der Sie ständig über Autos und Bauklötze stolpern, oder Ihr Wohnzimmer, in dem Sie, anstatt sich abends gemütlich in den Sessel fallen zu lassen, erst einmal die Legosteine aus den Ritzen klauben müssen. Kinder wollen immer da sein, wo auch die Großen sind – das gilt für Babys ebenso wie für Kindergartenkinder. Erst im Schulalter entsteht langsam das Bedürfnis, sich von den Erwachsenen hin und wieder abzusetzen. Auch das wundervollste Kinderzimmer wird von kleinen Kindern nur dann angenommen, wenn es bei geöffneter Tür mindestens die Eltern hören kann, besser noch sehen. Und noch besser ist, wenn es gar nicht mit dem Spielzeug in dem Zimmer spielen muss, sondern der Mama beim Kochen helfen darf!

Wenn Sie also verhindern wollen, dass Ihre Wohnung von Kinderspielzeug überschwemmt wird, obwohl Sie ein Kinderzimmer haben, dann versuchen Sie am besten, den der Küche zunächst gelegenen Raum zum gemeinsamen Spielzimmer für beide Kinder zu machen, zumindest, solange sie noch nicht zur Schule gehen. Wenn Sie Münchner Mietpreise haben, ist das natürlich deutlich schwerer zu realisieren, als es das für uns war, in unserem Haus auf dem Land. Aber vielleicht können Sie auch übergangsweise Ihren Schreibtisch ins Schlafzimmer stellen oder den Esstisch ins Wohnzimmer, um in einem Zimmer mehr Platz zu schaffen. Oder Sie räumen wertvollere Möbel und Dinge, auf die Sie eine Zeit lang verzichten können, einfach mal in den Keller.

2. Große Kinder brauchen Schutz vor kleinen Kindern

Dieses Spielzimmer wird in den ersten Jahren mit zwei oder mehr kleinen Kindern eine heikle Doppelfunktion haben: Das große Kind will aufbauen, das kleine will auseinander nehmen. Nicht wirklich zerstören, nein, aber die Neugier treibt die Kleinen dazu, erst einmal Teil für Teil in die Hand nehmen zu müssen, das bloße Zuschauen genügt ihm noch nicht. Leider ist es keine Lösung, aus diesem Grund für jedes Kind ein eigenes Spielzimmer einzurichten – vor allem das kleinere Kind wird sich von dem Größeren wie von einem Magneten immer wieder angezogen fühlen und doch nicht da bleiben, wo Sie es gerne haben wollen.

Die Phase, in der das Baby zu krabbeln beginnt, ist in vielen Geschwisterbeziehungen eine Krisenzeit. Solange es noch klein und hilflos ist, kann das ältere Kind ganz gut damit leben, dass das Kleine zwar die Eltern in Anspruch nimmt, beim Spielen aber nicht wirklich stört. Kommt es aber selbstständig vom Fleck, dann kann es zu einer regelrechten Bedrohung werden. Ich habe ein Kind aus der Nachbarschaft erlebt, das vor meiner jüngsten Tochter panische Angst hatte und schreiend weglief, als sie gerade anfing zu laufen – nicht etwa, weil sie so draufgängerisch gewesen wäre, sondern sie war für dieses nur wenig ältere Kind *unberechenbar*. Und obendrein ist ein wenig älteres Kind nicht in der Lage, dem kleineren seine Wünsche verständlich zu machen, weil das Kleine nichts versteht und weil es ja selber auch noch nicht besonders einfühlsam und wortgewandt ist. So kann ein tapsiges Baby für ein Kleinkind zu einem regelrechten Monster werden, gegen das es sich dann mit allen ihm zur Verfügung stehenden Mitteln wehrt. Und diese Mittel bestehen in erster Linie aus Gebrüll und körperlicher Gewalt.

Um diese Zusammenstöße zu vermeiden, ohne eines der Kinder unzumutbar einzuschränken, gibt es zwei Lösungen: Entweder ist Ihre Wohnung so groß, dass Sie das Baby bei sich haben können, während das ältere Kind im Nebenraum in Hörweite spielen kann. Wir hatten eine solche Konstellation, unsere Küche ist groß genug, dass ich das Baby mit Töpfen und Kochlöffeln in der Küche beschäftigen konnte, während die Größeren im angrenzenden Spielzimmer Puppenschule spielten.

Oder aber Sie lassen sich eine Abgrenzung einfallen, die das Baby, auch wenn es krabbeln und laufen kann, nicht so leicht überwinden kann. Das kann ein Wall aus Kissen sein, ein paar aneinander gestellte Stühle, ein Gitter in der Tür oder auch ein Laufstall. Solange sie den Laufstall nicht benutzen, um das Kind darin stundenlang abzustellen, brauchen Sie keine Angst zu haben, es damit ungebührlich einzuschränken. Wenn Sie ihm Spielzeug überlassen, mit dem es sich beschäftigen kann, oder wenn das Arrangement einen guten Aussichtsplatz auf die Baustelle des Größeren ergibt, dann hat es genügend Stoff für seine „Forschungsarbeit".

In dieser Phase ist es wichtig, das Zusammensein der Kinder so zu arrangieren, dass sie aneinander Freude haben können, ohne sich gegenseitig zu stören.

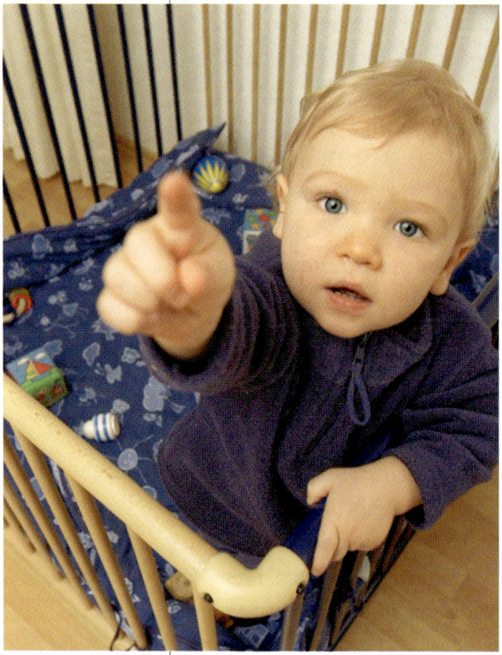

3. Kleine Kinder brauchen Schutz vor großen Kindern

Als unsere beiden Ältesten in diesem Alter waren, waren wir sehr darauf bedacht, diesen Schutz des Älteren vor dem Schwesterchen zu gewährleisten. Den Schutz des Schwesterchens vor dem großen Bruder haben wir etwas vernachlässigt, was uns leider erst nach einer ganzen Weile auffiel. Nicht dass wir erlaubt hätten, dass er ihr körperlich zusetzte – nein, wir haben ihm nur zu wenig nachdrücklich zugemutet, das Kinderzimmer mit der Schwester zu teilen. Bis sie keine Lust mehr hatte, dort zu spielen.

Das muss nicht sein. Welchen Raum auch immer Sie in Ihrer Wohnung zum Spielen für die Kinder bereithalten, sorgen Sie dafür, dass beide Kinder dort spielen können – anfangs in getrennten Bereichen, später auch zusammen.

Ist das Baby noch klein, kann ein Laufstall ausreichen, später sollte es schon eine abgetrennte Ecke sein.

Dabei muss gar nicht die eine Ecke Fritzchen und die andere Mariechen gehören – auch die Einrichtung einer Bauecke, einer Puppenküche und einer Kuschelburg ergibt schon solche Bereiche, in denen sie sich gegenseitig zu respektieren lernen müssen.

4. Kinder brauchen Ordnung

Im Laufe unseres Familienlebens habe ich häufig die Beobachtung gemacht, dass Kinder eigentlich Nomaden sind. Und zwar geht das so: Sie spielen wunderbar im Kinderzimmer. Dann gibt dieser Boden nichts mehr her, weil es kein Fleckchen Erde mehr gibt, auf dem man noch ein Spielzeugauto hin und her schieben kann, dann zieht man eben weiter. Im Flur kann man aus Sofakissen eine herrliche Höhle bauen, aber schließlich kracht sie ein. Was soll man mit so einem blöden Kissenberg noch anfangen? Also weiter in die Küche, da kann man mit Papier und Stiften gut auf dem Fußboden Schule spielen. Aber wenn alles Papier beschmiert ist, macht das keinen Spaß mehr, man schaut sich nach etwas anderem um. Da bietet sich doch das Wohnzimmer an, denn unter dem Sofatisch lässt sich wunderbar die Tierklinik für alle Kuscheltiere einrichten. Sind hier alle Betten belegt und die Tiere ausreichend medizinisch versorgt, lädt das Schlafzimmer zu einer Kissenschlacht ein … Wenn Sie es noch nicht erlebt haben – seien Sie sicher, es kommt auf Sie zu!

Denn Kinder brauchen ein unbeackertes Feld, um neue Spielideen entwickeln zu können. Es kann vorkommen, dass sie tagelang in einem unaufgeräumten Spielzimmer herummaulen und streiten und nichts mit sich anzufangen wissen. Ich habe hundertfach die Erfahrung gemacht, dass ich nörgelnde Kinder nicht durch guten Zuspruch, sondern durch zupackendes Aufräumen wieder ins Lot gebracht habe.

Was heißt das für Ihre Überlegungen zur Wohnungseinrichtung?
Dort, wo Ihre Kinder überwiegend spielen sollen, brauchen sie gut zugängliche Regale mit klar zugeordneten Fächern und Kästen, in die das Spielzeug einsortiert werden kann. Machen Sie sich selber darüber Gedanken, welche Kategorien von Spielsachen Sie haben und wie sie am besten untergebracht werden können. Es fällt auch Ihnen leichter, rasch Ordnung zu schaffen, wenn Sie für jedes Teil, das Ihnen in die Hände gerät, sofort einen Ort haben, wo Sie es hinlegen können.

Eine gute Planung von Ordnungssystemen erleichtert Ihnen auch, klare Eigentumsverhältnisse zu schaffen. Es gibt Spielzeug, das Ihren Kinder gemeinsam gehört, und dann gibt es natürlich „Privateigentum". Es wird Ihren Kindern leichter fallen, Respekt vor den Dingen des jeweils anderen zu lernen, wenn Fritzchens Buntstifte und Mariechens Knete nicht wild durcheinander fliegen.

So weit, so gut, aber:

5. Kinder räumen nicht gern auf!

Das ist bekannt, und die Aufzählung der Versuche von Eltern, schon ihre Kindergartenkinder zum Aufräumen zu bringen, würde Bände füllen.

Wollen Sie meine Meinung dazu hören? Ich glaube, dass kleine Kinder gar nicht aufräumen können. Diese Ansicht ist nicht verbreitet, es ist meine persönliche Theorie und ich begründe sie Ihnen gerne:

Kleinkinder, Vorschulkinder und Grundschulkinder leben in einer Welt, die sie erst kennen lernen müssen. Unendlich viele Eindrücke stürmen auf sie ein, sie setzen aus diesen Eindrücken ihr Weltbild zusammen: Bäume stehen im Wald, Autos fahren auf der Straße, der Opa raucht Zigarren, zu Kartoffeln isst man keine Marmelade, T-Shirts liegen im Schrank, Erdbeeren pflückt man von niedrigen Sträuchern, Bonbons liegen unter dem Sofa, von den Hausschuhen liegt einer vor dem Fernseher und einer unter dem Bett … Wie bitte? Ja, warum eigentlich nicht? Wie soll ein Kind unterscheiden, dass es in Ordnung ist, wenn das T-Shirt im Schrank, nicht aber, wenn die Bonbons unter dem Sofa liegen? Wie soll ein Kind wissen, dass es darauf, wo die Erdbeeren wachsen, keinen Einfluss hat, wohl aber darauf, wo die Hausschuhe liegen? Kinder müssen so vieles als gegeben hinnehmen, dass sie nicht zwischen dem Nebeneinander von Socken und Bauklötzen auf dem Fußboden und dem Nebeneinander von Rosen und Nelken im Vorgarten unterscheiden.

Ihrem kindlichen Gehirn macht das keine Probleme, denn es sortiert noch nicht nach Sachgruppen, sondern häuft zunächst unstrukturiert Eindrücke auf. Dass wir Erwachsenen Socken als Kleidungsstück und Bauklötze als Spielzeug betrachten, ist eine kulturelle Übereinkunft; man könnte genauso gut als gemeinsames Merkmal ansehen, dass sie ja beide dem Kind gehören und darum ruhig beieinander auf dem Fußboden liegen können.

So betrachtet erbringen Sie beim „Aufräumen" eher eine geistige als eine praktische Leistung, denn Sie müssen jedes Teil einer zuvor gebildeten Kategorie zuordnen und an den dafür vorbereiteten Ort legen. Kleine Kinder können das nur unter Anleitung. Ich habe einmal eine Mutter erlebt, die sich bitterlich beschwerte, dass ihr dreijähriger Sohn sich weigerte, der fünfjährigen Schwester

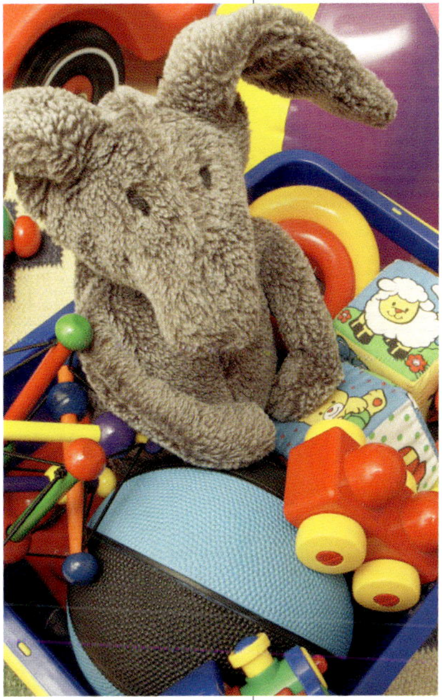

beim Aufräumen zu helfen. Die Schwester klagte Gerechtigkeit ein, der Bruder warf sich brüllend auf den Boden, und die Mutter verzweifelte. Aber wer ist da zuerst verzweifelt? Doch der Kleine, der vor dem Spielzeughaufen stand und überhaupt nicht begriff, was er eigentlich tun sollte. Die Lage entspannte sich, als sie dem Jungen eindeutige Aufträge gab: „Leg jetzt bitte alle Duplo-Steine in diese Kiste!" Sie hat ihm so die Vorarbeit des Kategorisierens abgenommen und die Aufgabe wurde für ihn überschaubarer. Auch die Schwester profitierte von diesen Hilfestellungen, denn auch ihr fiel das Aufräumen noch schwer.
Was heißt das für Ihre Wohnungseinrichtung?

Vermeiden Sie Spielbereiche, in denen es unumgänglich nötig ist, jeden Abend aufzuräumen. Im Alltag kommt es zwangsläufig immer wieder vor, dass das abendliche Aufräumen ausfallen muss. Wenn dann der einzige Platz, an dem die Eltern sich noch entspannen können, auch noch von Spielzeug überzogen ist, kommen Sie gar nicht mehr zum Durchatmen. Erklären Sie lieber das kleinste Zimmer zur Erwachsenenoase und machen dort tagsüber die Tür zu, als dass Sie sich den Stress antun, täglich die Kinder dazu bringen zu müssen, das große Wohnzimmer aufzuräumen.

Wir haben aus dieser Schwierigkeit, mit Kindern Ordnung zu halten – im Verbund damit, dass sie nicht gern allein sind –, außerdem noch die Konsequenz gezogen, *Spiel*zimmer und Kinder*schlaf*zimmer zu trennen. So können die Kinder, auch wenn der Trubel des Tages ein erfolgreiches Aufräumen am Abend verhindert, dennoch in einem übersichtlich geordneten Zimmer schlafen gehen. Eine größere Anzahl Zimmer brauchen Sie dafür nicht – richten Sie einfach ein gemeinsames Spiel- und ein gemeinsames Schlafzimmer ein.

Denn:

6. Kinder schlafen nicht gern allein

Diese Erfahrung machen eigentlich alle Eltern: Kinder haben Schwierigkeiten damit, dass sich abends beim Schlafengehen die Tür hinter ihnen schließt. Verständlich, wenn wir bedenken, dass unsere natürliche Verhaltenssteuerung noch aus Zeiten der Jäger und Sammler stammt. Da war ein Kind, das allein gelassen wurde, verloren, und es war schlichter Überlebenswillen, wenn es dann lauthals Gesellschaft herbeibrüllte. Unsere kleinen Kinder wissen noch nichts davon, dass ihr Kinderzimmer im Gegensatz zur freien Wildbahn ein geschützter Ort ist; sicher fühlen sie sich nur in der unmittelbaren Nähe anderer Menschen.

Unsere abgeschlossenen Kinderschlafzimmer wären wahrscheinlich eine kindgerechtere Erfindung, wenn wir von Katzen oder Kaninchen abstammen würden. Die brauchen die ständige Gegenwart der Mutter nicht. Aber selbst sie sind nicht allein, es wärmen sich immer mehrere Junge eines Wurfes gegenseitig.

In den Kinderschlafzimmern unserer Familie gab es die verschiedensten Kombinationen von Betten. Sie wird am ehesten die interessieren, die bestand, als unser zweites Kind, Lena, mit etwa eineinhalb Jahren aus unserem Schlafzimmer auswanderte. Was tat sie? Sie schlüpfte geradewegs zu ihrem großen Bruder unter die Decke. Als wir diese Vorliebe bemerkten, bekamen die beiden ein französisches Bett (ca. 140 cm breit), in dem sie viele gemütliche Nächte verbrachten.

Auch später noch schlief keines der Kinder allein im Zimmer, bis sie mit etwa 10–11 Jahren das Bedürfnis nach einem eigenen Reich entwickelten. Wenn Sie jetzt überlegen, wie Sie Ihre Wohnung dem Familienzuwachs anpassen können, sollten Sie die feste Vorstellung, dass jedes Kind ein Zimmer braucht, für die nächsten Jahre ruhig über Bord werfen und Möglichkeiten überlegen, wie Sie Ihren Kindern ermöglichen können, sich nachts gegenseitig zu beschützen.

7. Kinder brauchen eine gleich bleibende Umgebung, um abends zur Ruhe zu kommen

Ein solches Kinderschlafzimmer hat einen weiteren Vorteil – neben dem ganz praktischen, dass es sich gründlicher lüften lässt und etwas kühler gehalten werden kann: Es erleichtert den Kindern, sich von den Spielideen des Tages zu verabschieden und zur Ruhe zu kommen. Sie müssen kein Kind zwingen, den wunderbaren Bauklotzturm abzureißen, damit es nicht nachts darüber fällt, wenn es mal zur Toilette muss. Und wenn das nicht nötig sein sollte, weil das Zimmer groß genug ist, dann wird es vom Bett aus immer noch sein Bauwerk betrachten und tausend Ideen entwickeln, was es noch alles daran verbessern könnte. Wie kann man dann schlafen? Vielleicht nur, wenn es so finster ist, dass man den Turm nicht mehr sieht? Aber dann droht die Dunkelheit, Gespenster auszuspucken, also Licht an – und da ist der Turm schon wieder!

Kleine Kinder brauchen die Hilfe der Erwachsenen zum Einschlafen, das ist eine jahrhundertealte Erfahrung. Sie hat zu mehr oder weniger einfühlsamen

Methoden geführt, sie zur Ruhe zu bringen: Schlaflieder singen, die Kinder in den Schlaf wiegen, aber auch Schauermärchen vom schwarzen Mann werden hie und da erzählt, der kommt, wenn die Kinder nicht still sind. Ich denke, ein durchdacht eingerichtetes Kinderschlafzimmer ist jedenfalls ein gutes „Werkzeug", diese Aufgabe zu bewältigen.

Sie sollten dabei beachten:

- dass das Zimmer ruhig liegt,
- dass es sich verdunkeln lässt,
- dass wenig einfaches Spielzeug (Bücher, Kuscheltiere) vorhanden ist für wache Kinder, die sich beschäftigen wollen,
- dass die Betten so groß sind, dass zwei Kinder hineinpassen oder auch mal ein Erwachsener sich dazulegen kann,
- dass es Bilder oder Mobiles gibt, die das Kind in Ruhe betrachten kann, wenn ihm die Augen noch nicht zugefallen sind (Kinder können ihre Augen nicht aktiv schließen!),
- dass für jedes Kind ein Stuhl vorhanden ist, auf das es seine Kleidung ablegen kann,
- dass der Lichtschalter auch für ein Kind gut zu erreichen ist.

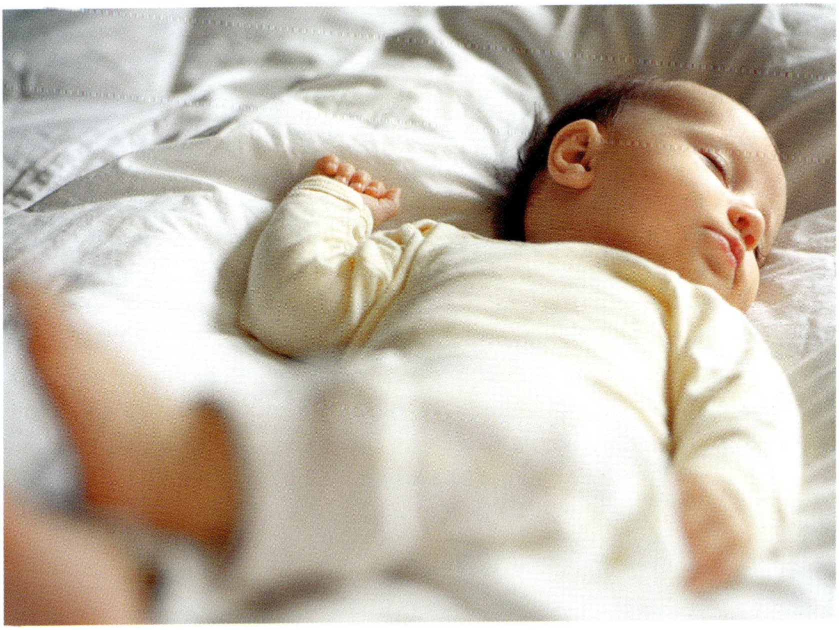

8. Kinder brauchen Bewegung

Dass Kinder gerne toben, ist bekannt. Dass sie aber auch toben *müssen*, das weiß nicht jeder. Warum? Ein Säugling wird mit einem riesigen Gehirn geboren, mit dem er aber noch gar nicht sehr viel anfangen kann. Es sind noch gar nicht alle Bereiche des Gehirns miteinander verbunden. Was für ihn lebenswichtig ist, das funktioniert bereits prächtig: Schreien, spüren, ob er von einem Menschen gehalten wird, Stimmen erkennen, Vertrautes riechen, Gesichter wahrnehmen. Alles andere wird in den ersten Lebensjahren mit aberwitziger Geschwindigkeit „verdrahtet", wie es im Jargon der Gehirnforscher heißt. Der Begriff stammt aus der Computertechnik, und tatsächlich kann man so manches, was im Gehirn passiert, mit Vorgängen in einem Computer vergleichen, wenngleich so ein menschlicher Kopf komplexer arbeitet als alle Computer der Welt zusammen. So gibt es das erstaunliche Phänomen, dass die einzelnen Funktionen des Gehirns in der Weise miteinander vernetzt sind, dass es z.B. das Sprechen fördert, wenn man Kinder auf eine Schaukel setzt und so das Gleichgewichtsorgan im Innenohr stimuliert! Jeder Verdrahtungsimpuls setzt sich in andere Gehirnregionen fort, und darum können Sie bei einem Kleinkind nie wirklich ausmachen, ob es jetzt sprechen, turnen oder rechnen lernt, wenn es rhythmisch auf Ihrem Bett herumhüpft. Es braucht seinen Gleichgewichtssinn, seine Beine, es muss seine Körperhälften koordinieren, es erfährt ein körperlich spürbares „Eins, Zwei, Drei" und dazu trainiert es vielleicht noch die Feinmotorik der Mundmuskulatur, indem es „Biff, baff, boff!" dazu ruft. Ist das nicht ein nettes Lernprogramm?

Keine Angst, ich möchte Sie nicht dazu auffordern, aus jedem fröhlichen Spiel ein Lernprogramm zu machen. Tun Sie es bloß nicht. Die Natur lässt dieses Lernprogramm seit Jahrmillionen ganz selbsttätig ablaufen und braucht dabei eigentlich nur, nicht gestört zu werden. Aber die richtigen Bedingungen braucht sie auch.

Und eine dieser Bedingungen ist Bewegung. Dass Menschen überwiegend in drei mal vier Meter großen Kästen sitzen – oder meinetwegen auch vier mal fünf –, damit hat Mutter Natur gar nicht gerechnet. Sie hat den Menschen immerhin als herumlaufendes Wesen und nicht als Einsiedlerkrebs konzipiert. Und auch, wenn in ihrer Idee vom Menschen der durchgeistigte Intellektuelle vorgekommen sein mochte, hat sie auch dessen Gehirn zunächst durch Bewegung trainiert.

Unter unseren Lebensbedingungen ist es nun wirklich schwierig, den Kindern freie Bewegungsmöglichkeiten zu bieten. Die kleinen Wohnungen sind nicht einmal das Schlimmste. Wenn Sie sich den Wohnraum der vergangenen Jahrhunderte anschauen, dann hatten die wenigsten Menschen viel Platz in der Wohnung. Aber sie konnten ihre Kinder draußen herumlaufen lassen ohne Angst vor heranrasenden brüllenden Drachen, allenfalls gab es mal einen beißenden Hund. Und darum stehen wir vor der historisch neuen Aufgabe, Kinder im Haus festhalten zu müssen. Sehr viele Eltern bedienen sich dabei des Fernsehers, denn der ist ein unfehlbares Mittel, Menschen ohne Stricke zu fesseln. Aber die nötigen Bewegungsanreize, die ein kindliches Gehirn zur Entwicklung braucht, bleiben dabei aus.

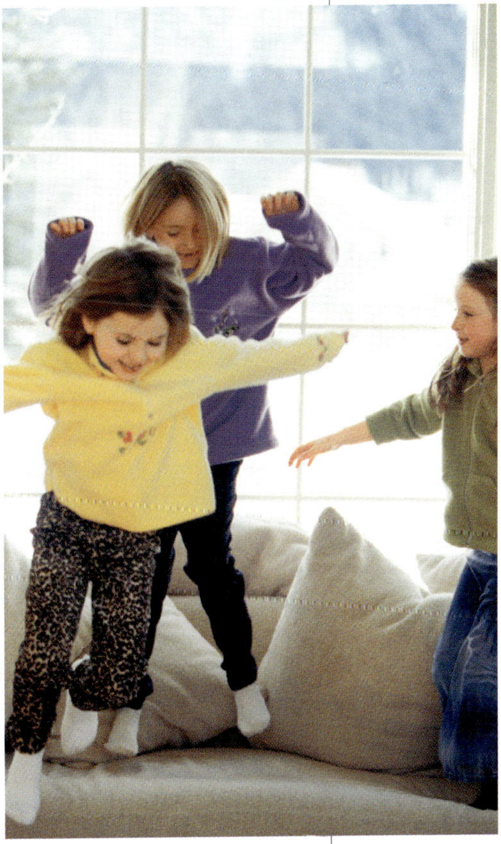

Und darum denke ich, dass jede gute Kinderwohnung eine Tobe-Ecke braucht. Was unsere Tobe-Ecke im Laufe unseres Familienlebens alles gesehen hat, würde Bände füllen, wenn ich es noch aufzählen könnte. Achtzehn 65 mal 65 cm große und 15 cm dicke Schaumstoffteile, mit braunem Cord bezogen, wurden zu Sprungtürmen, Trampolinen, Puppenhäusern, Kullerbahnen, Boxarenen, Tanzbühnen, Gästebetten, Höhlen, Geisterschlössern und und und …

Sicher ist das ein Luxus und auch ein gewisser Zufall; auf die Idee, eine solche Menge an Spielmatratzen anzuschaffen, kommt man nicht ohne weiteres. Mein Mann hatte sie als Student in seinem winzigen Zimmer als variables Bett benutzt, und abgesehen von ihm selber war es das Nützlichste, was er ins Familienleben einbrachte. Diese Kissen sind bei uns noch immer in den verschiedensten Funktionen in Benutzung.

Gerade wenn mehr als ein Kind in einer Familie lebt, können Sie allen Beteiligten durch die Einrichtung einer Ecke oder gar eines Zimmers, in dem die Kinder nach Belieben toben können, einen großen Dienst erweisen. Denn die Kinder werden sich gegenseitig zum Herumspringen anregen und großen Spaß miteinander haben. Sie haben mit zwei Kindern ohnehin nicht mehr so viel Zeit, täglich auf den Spielplatz oder in die freie Natur zu gehen, um dort für genügend Bewegung zu sorgen. In unseren Breiten ist zudem das Wetter oft so schlecht, dass die Kinder mehr oder weniger im Haus eingesperrt sind, dann ist ein solcher Bereich in der Wohnung erst recht ein Segen.

Ich kenne auch Familien, die in ihrem eigenen Haus einen ganzen Kellerraum zum Toben freigegeben haben. Das ist natürlich noch luxuriöser, hat allerdings zwei Nachteile: Sehr kleine Kinder können dort nicht spielen, weil sie nicht in Hörweite der Eltern sind, und außerdem ist der Übergang zu den anderen Spielmöglichkeiten nicht fließend. Das hat den Vorteil, dass man beim Aufräumen kein Puppengeschirr zwischen den Polstern herausklauben muss, aber es hätte in dem Polsterhaus auch gar keine Puppenküche geben können. Unsere Tobe-Ecke ist häufig Krankenhaus, Schule, Puppenwohnung oder Theaterbühne gewesen – ohne die Nähe von Arztkoffer, Puppenherd und Verkleidungskiste hätte es das nicht gegeben.

Natürlich ist eine solche Tobe-Ecke am besten in einem gemeinsamen Spielzimmer einzurichten. Sie werden kaum in zwei individuellen Kinderzimmern je eine Tobe-Ecke haben können. Außerdem liefe das auch der eigentlichen Funktion entgegen, denn kein Kind tobt gern allein. Wenn Sie meine Argumente für eine Tobe-Ecke überzeugend finden, dann sollten Sie auch die Idee eines gemeinsamen Spielzimmers ernsthaft überdenken.

In Mietwohnungen gibt es natürlich das Problem des Lärms. Das werden Sie aber nicht dadurch umgehen, dass sie eine solche Ecke gar nicht erst einrichten. Dann werden Ihre Kinder nämlich kreischend vor Vergnügen auf dem Flur Fangen spielen und das Wohnzimmersofa als Sprungturm benutzen. Für die Nachbarn unter Ihnen kann das lästiger sein, als wenn Ihre Kinder von einer Sprossenwand herab auf weiche Polster springen. Und wenn Ihre Kinder wissen, dass es Zeiten gibt, in denen sie in ihrer schönen Ecke herumtoben dürfen, dann sind sie auch leichter dazu zu bringen, die Ecke zu gewissen Zeiten eher zum Kuscheln zu benutzen.

Hier ein paar Tipps für die Tobe-Ecke:

- Beschaffen Sie sich mehrere gleich große, nicht zu schwere Schaumstoffmatratzen mit einem möglichst unempfindlichen Bezug.
- Ein zusätzliches größeres Matratzenteil (normale Matratzengröße, nicht zu schwer!) kann für schräge Flächen eingesetzt werden, z.B. für Purzelbäume oder Kullerbahnen. Außerdem gibt es ein gutes Dach für größere Höhlen.
- Verlegen Sie einen rutschfesten Bodenbelag, z.B. ein Stück Teppichboden, auch wenn Sie sonst in der Wohnung vielleicht lieber glatte Böden haben. Ihre Kinder können sonst aus den Matratzenteilen keine Höhlen bauen, und auch beim Springen rutschen sie weg.
- In der Tobe-Ecke sollte sich nichts befinden, was umkippen kann oder woran die Kinder sich stoßen können. Eine Zimmerecke, die zusätzlich von einer glatten Schrankrückwand begrenzt wird, wäre z.B. eine gute Möglichkeit.

- Es gibt inzwischen relativ preiswerte Sprossenwände. Zum Klettern und Herunterspringen sind sie ideal. Damit können Sie Ihre Tobe-Ecke auch ausstatten.
- Ein paar einfache Wolldecken und ein paar Kissen erweitern die Möglichkeiten des Höhlenbaus.

Kinder haben nicht immer den gleichen Lebensrhythmus

Sie haben bei meinen Vorschlägen, gemeinsame Schlaf- und gemeinsame Spielzimmer einzurichten, innerlich sicher den Einwand erhoben, dass Kinder doch nicht immer den gleichen Lebensrhythmus haben und darum nicht immer gleichzeitig spielen oder gleichzeitig schlafen. Das ist völlig richtig, aber letztlich kein Gegenargument gegen ein solches Arrangement. Denn es ist unrealistisch anzunehmen, jedes Kind würde für sich allein in seinem Zimmer sein Leben als einen Wechsel von Schlafen und Wachen ablaufen lassen. Menschen sind Gruppenlebewesen, und gerade kleine Kinder haben ein großes Bedürfnis, sich dem Rhythmus der Familie anzupassen, auch wenn das nicht von Anfang an reibungslos gelingt.

Hauptsächlich werden Sie anfangs das unregelmäßige Schlafbedürfnis des Babys in Ihren Alltag einbauen müssen. Tagsüber werden Sie bei zwei Kindern kaum einen gemeinsamen Schlafrhythmus erreichen können; das Baby wird mehrmals am Tag schlafen – vor allem Vormittags –, das Kleinkind aber zunehmend den Mittagsschlaf ausfallen lassen.

Ich wage aber zu bezweifeln, dass es sich lohnt, für diese Zeit ein eigenes Babyzimmer einzurichten. In den ersten Monaten ist es kein Problem, das Baby wenigstens tagsüber im Elternschlafzimmer schlafen zu lassen. Viele Eltern haben das Babybett ohnehin zunächst dort stehen oder lassen gar das Kind in Ihrem eigenen Bett schlafen. Dann kann das ältere Kind seinem eigenen Rhythmus folgen und in dem Kinderschlafzimmer dann schlafen gehen, wenn es müde ist.

Ist das Baby in ein paar Monaten so weit, dass es nur noch einen Mittagsschlaf hält, wird sehr wahrscheinlich das Größere diesen bereits ausfallen lassen. Dann hat es in dieser Zeit das Spielzimmer für sich allein.

Und ist es Ihnen wichtig, dass die Kinder abends gleichzeitig ins Bett gehen, können Sie in einem gemeinsamen Schlafzimmer leichter ein gemeinsames Abendritual aufbauen, als wenn Sie beide Kinder in verschiedenen Zimmern ins Bett bringen müssen.

Natürlich können Ihre Kinder so unterschiedlich veranlagt sein, dass es doch besser ist, beiden schon früh ein eigenes Zimmer zu geben. Haben Sie ein Kind, das hingebungsvoll den ganzen Fußboden mit Straßen und Bauernhöfen voll baut, und eines, das am liebsten den ganzen Tag tanzt, sind das schwer zu vereinbarende Bedürfnisse. Dann sollten Sie jedem Kind ein eigenes Zimmer einrichten. Wenn ich hier so vehement Funktionszimmer gegenüber dem individuellen Zimmer verteidige, dann tue ich das hauptsächlich, weil ich diesen eher unüblichen Gedanken denkbar machen will. Allein selig machend ist er natürlich nicht – aber er kann ganz schön selig machen!

Erwachsene brauchen kinderfreie Zonen

Wenn Sie eine Wohnung betreten, dann sehen Sie meist sofort, ob hier Kinder leben oder nicht. Kinderbilder an den Wänden, Sandspielzeug in der Garderobe, Barbiepuppen neben dem Fernseher, eine Babydecke neben dem Wohnzimmertisch, ein Korb mit Babyspielzeug neben der Kartoffelkiste in der Küche, Kuscheltiere auf dem Treppenabsatz. Selbst wenn die Wohnung aufgeräumt ist, sind die Kinder überall. Das ist auch gut so.

Und doch: Erwachsene brauchen es hin und wieder, sich an einen Ort zurückziehen zu können, an dem sie ihre Antennen in Richtung Kinder auch mal ab-

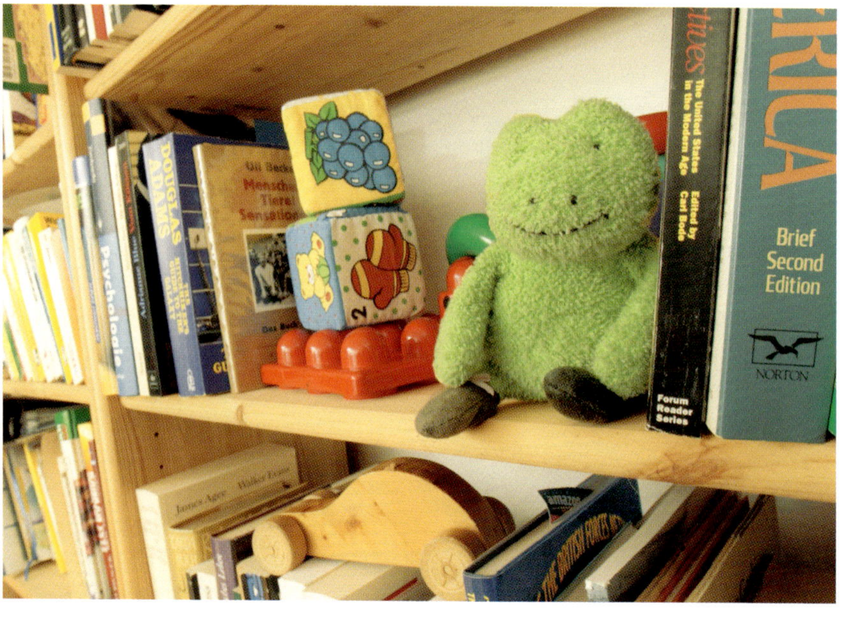

schalten können, an dem ihre eigene Ordnung herrscht, an dem ihre eigene Ästhetik bestimmt. Kinderbilder sind wunderschön, vor allem, wenn die eigenen Kinder sie gemalt haben, aber ein Picasso ist auch ganz nett. Außerdem gibt es in jedem Haushalt Dinge, die besser nicht in Kinderhände fallen sollten: die letzte Telefonrechnung, die teure Vase von Tante Thea oder der wunderschöne Faksimiledruck von Grimms Märchen …

Im Allgemeinen gilt das Wohnzimmer als der Ort, an dem die Erwachsenen das Sagen haben. Theoretisch. Praktisch zieht es die Kinder immer wieder in diesen Mittelpunkt des allgemeinen Familienlebens und natürlich hinterlassen sie ihre Spuren. Es dürfte auch kaum Eltern geben, die ihren Kindern diesen zentralen Raum wirklich verbieten wollen, aber oft genug bleibt ihnen dann selber kein Winkel mehr, in dem sie nicht von Eisenbahnen, Autos und Kuscheltieren verfolgt werden.

Ein paar Ideen, wie Sie sich einen kinderfreien Raum schaffen können:

- Machen Sie das kleinste Zimmer der Wohnung zum Treffpunkt für die Großen. Wenn Ihre Kinder es nicht unterlassen können, auch dieses Zimmer mit Spielzeug zu überziehen, bringen Sie einen Drehknopf statt einer Klinke an.
- Sie können in diesem Zimmer einen Arbeitsplatz für das Hausbüro unterbringen, sofern Sie für Ihre Berufstätigkeit nicht ohnehin ein eigenes Arbeitszimmer brauchen.
- Haben Sie diese Möglichkeit nicht, richten Sie Ihr Schlafzimmer so ein, dass Sie dort auch mal lesen oder einen Brief schreiben können. Wenn Ihre Kinder nachts mit Ihnen kuscheln wollen, kaufen Sie ihnen bald ein großes Bett, dann können Sie zu den Kindern wandern statt umgekehrt die Kinder zu Ihnen. Ein Schlafzimmer, das in der Familie als Bereich der Eltern gilt, ist auch gut für die Beziehung der Eltern untereinander!
- Sie können auch den Fernseher in das Zimmer für die Großen stellen. Fernsehen für die Kinder gibt es dann nur, wenn Sie als Eltern die Zeit haben, sich mit den Kindern etwas anzuschauen. Gerade für kleine Kinder reicht es völlig, nur ab und zu eine halbe Stunde fernzusehen. Das blinde Auge des abgeschalteten Fernsehers bleibt unsichtbar und bringt die Kinder gar nicht auf die Idee, es anschalten zu wollen.
- Wenn Sie beim klassischen Wohnzimmer bleiben wollen, können Sie vielleicht ein gemütliches Esszimmer einrichten, das dann fast automatisch zum Familienzentrum wird. Familien, die eine kombinierte Koch-Ess-Wohnküche haben, haben in der Regel weniger Schwierigkeiten, das Wohnzimmer in einem Zustand zu erhalten, dass Erwachsene einen entspannten Abend dort verbringen können.

All dies können natürlich nur Anregungen sein. Jedes Haus und jede Wohnung bietet andere Bedingungen für eine wachsende Familie, und Sie werden all diese Ideen auf die Machbarkeit in Ihrem Fall abklopfen müssen. Hauptsächlich möchte ich Sie ermutigen, auch unkonventionelle Wege zu gehen. Bedenken Sie, dass Kinder meist mehr Nähe suchen, als in klassischen Wohnungsaufteilungen berücksichtigt wird, und dass sie sich meist raumgreifender verhalten, als Erwachsene das gern hätten. Wenn Sie diese Voraussetzungen bei Ihren Planungen berücksichtigen, werden Sie sicher zu einer sinnvollen Wohnungsaufteilung kommen.

32 Zuwendung teilen

Zuwendung teilen – zwischen den Kindern

In einem Punkt sind sich alle Elternratgeber einig: Kinder brauchen Zuwendung. Zuwendung ist eines der Zauberwörter der modernen Pädagogik, mit Zuwendung soll vieles erreicht werden: Förderung von Fähigkeiten und Fertigkeiten, Aufbau von Selbstbewusstsein, sozialer Kompetenz und Durchsetzungskraft. Ein Kind, dem genügend Aufmerksamkeit zuteil wird, so die These, wird sich auch selber als liebenswert wahrnehmen und gut im Leben zurechtkommen.

Das ist sicher richtig. Ein kleines Menschlein braucht seine Mitmenschen als aktiven Spiegel, um sich selbst darin erkennen zu können. Und wie es mit Spiegeln so ist: Man muss direkt hineinschauen können, um sich selber darin zu sehen. Ohne ein Gegenüber, das sich Zeit nimmt, geht es nicht.

Diese Forderung nach Zuwendung wird nun oft so verstanden, dass das Kind möglichst rund um die Uhr im Zentrum der Aufmerksamkeit der Eltern stehen sollte. Bei einem einzelnen Kind mag das noch zu leisten sein, aber wenn es nun zwei sind? Und das zweite gar noch ein Baby, das sehr viel Fürsorge braucht? Kommt dann das Ältere nicht zu kurz?

Das ist eine Sorge, die fast alle Eltern, vor allem Mütter, umtreibt, wenn sie das zweite Kind erwarten. Mir wurde von mehreren Geburtsvorbereiterinnen berichtet, dass es immer wieder Mütter gibt, die regelrecht Schuldgefühle entwickeln, weil sie glauben, dem älteren Kind etwas zu nehmen, auf das es Anspruch hätte, wenn sie nun ein zweites Kind bekommen.

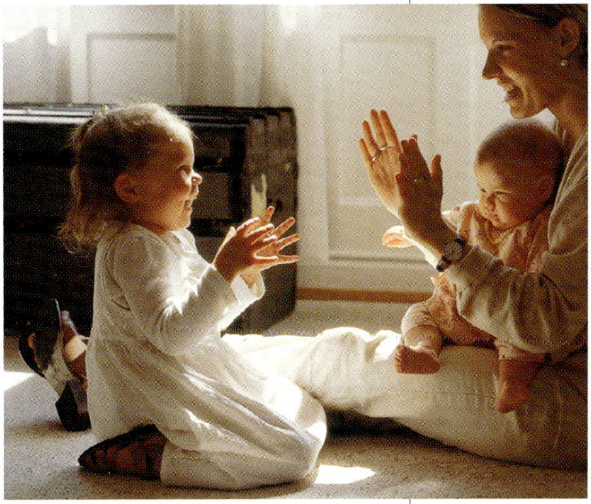

Im 11. Kapitel „Wir kommen ins Grübeln … wenn wir uns vor unseren pädagogischen Ansprüchen fürchten“ (Seite 40ff.) habe ich ja schon über diese Furcht geschrieben. Dort ging es allerdings mehr um Gefühle – hier soll es um die Praxis gehen.

Wie fange ich es an, dass mein älteres Kind nicht das Gefühl hat, plötzlich zur Seite gestellt zu sein und das Baby trotzdem genug Ansprache bekommt?

Ist Ihr älteres Kind noch so klein, dass es noch nicht in den Kindergarten geht, kennt es bislang ja nur ein Leben, das von Erwachsenen und ihm selber bevölkert war. Diese Großen standen immer als Ansprechpartner bereit. Ob das immer die Mutter war oder auch Vater oder Tagesmutter, sei dahingestellt – es hat zumindest nicht warten müssen, weil es ein kleineres Kind gegeben hat, das vorrangig hätte versorgt werden müssen.

Und jetzt? Viele Male am Tag ist Mama wie festgenagelt, wenn sie eigentlich doch laufen müsste und etwas zu trinken holen oder schnell die Hose herunterziehen oder das Spielzeugauto wieder hinter dem Heizkörper hervorholen oder Geschichten vom kleinen Bären vorlesen …

Das macht Probleme. Diesen Problemen können Sie schon vorbeugen, bevor das Baby da ist, und wenn es dann so weit ist, gibt es einige Strategien, mit dieser Schwierigkeit umzugehen.

Zur Vorbeugung:

- Wenden Sie das Prinzip der „aufmerksamen Beiläufigkeit“ auch schon bei Ihrem älteren Kind an. Achten Sie sehr genau auf seine Bedürfnisse, aber machen Sie immer wieder in seiner Gegenwart auch Dinge, die nichts mit ihm zu tun haben. Und lassen Sie das Kind dann auch ab und zu warten, weil Sie z.B. erst das Bett frisch beziehen, bevor Sie ihm vorlesen, oder erst den Einkauf wegräumen, bevor Sie die Buntstifte herausholen.
- Muten Sie dem Kind zu, dass Sie sich in seiner Gegenwart auch mit anderen Menschen beschäftigen. Wenn Ihr Kind die Erfahrung macht, dass es beispielsweise immer die Gespräche zwischen Ihnen und Ihrem Partner unterbrechen kann, wird es nicht begreifen können, warum das später mit dem Baby nicht mehr klappen soll.

- Sorgen Sie dafür, dass die Vorrichtungen zur Babypflege so sind, dass Sie sich nicht vollständig von dem älteren Kind abkoppeln müssen, wenn sie das Kleine versorgen. Eine hohe Wickelkommode weitab vom Spielbereich, wo Sie das ältere Kind nicht mehr hören, aber das kleine auch keinesfalls allein lassen können, kann Situationen schaffen, in denen sich das ältere Kind zur Seite geschoben fühlt und protestiert. Das wird sich zwar nicht immer vermeiden lassen, aber z.B. ein Wickelfell im Spielzimmer zum raschen Windelwechsel (vgl. Seite 109) gibt Ihnen die Möglichkeit, das Kleine zu versorgen, ohne sich dem Großen entziehen zu müssen.
- Führen Sie Rituale ein, die Sie aller Voraussicht nach auch dann, wenn das Baby da ist, beibehalten können. z.B. können Sie immer dann, wenn Ihr Partner von der Arbeit nach Hause gekommen ist und eine halbe Stunde Umschaltzeit genossen hat, dem Kind ein Viertelstündchen Vorlesen gönnen, auch schon vor der Geburt. Ist das Baby dann da, kann Ihr Partner sich in dieser Zeit mit dem Kleinen beschäftigen, und Sie können Ihr kleines Vorleseritual beibehalten.

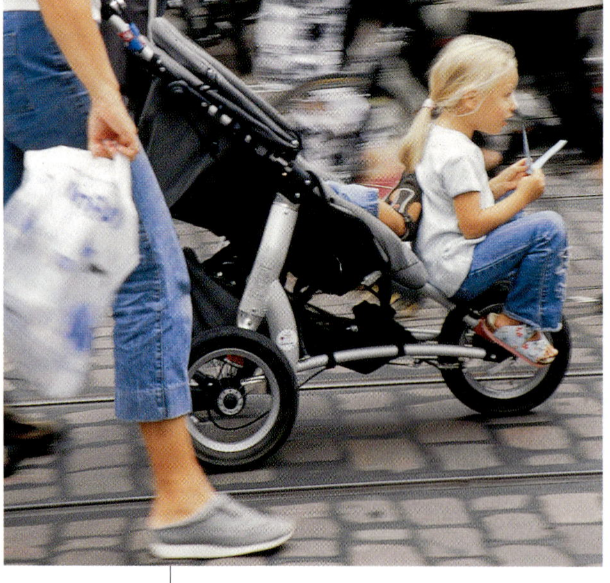

Im Alltag werden die Vorbeugungsmaßnahmen Nummer eins bis drei sicher praktikabler sein, denn Familienleben ist heutzutage nur noch selten so regelmäßig, dass sich dergestalt eingeführte Rituale leicht durchhalten lassen. Bei uns ergab es sich z.B. wie von selbst, dass wir die Kinder bei vielen notwendigen Arbeiten haben mitlaufen lassen, schon mit dem Ältesten haben wir es so gehandhabt. In einem alten kleinen Haus mit großem Garten, keinem fließend warmen Wasser in der Küche, keiner Zentralheizung und keiner Kühltruhe ergaben sich viele Situationen, in denen er einfach dabei war, während wir kochten, abwuschen, Öfen versorgten und Unkraut jäteten. Als wir dann in das größere Haus umgezogen waren und das zweite Kind sich angemeldet hatte, wurde dieses Trainingsprogramm für ihn noch um Renovierungsarbeiten erweitert. Unser Leben war immer interessant für ihn, aber er stand nicht rund um die Uhr im Mittelpunkt.

Und wenn es dann soweit ist, dass Sie das Baby stillen wollen und das ältere Kind bettelt um Zuwendung?

- Sprechen Sie viel mit dem älteren Kind! Reden Sie mit ihm, während Sie das Baby wickeln, kommentieren Sie sein Spiel. Dazu müssen Sie natürlich Ihre Aufmerksamkeit teilen, aber das Baby versteht Sie sehr gut über Körperkontakt, während Sie das ältere Kind aber auch schon über das Wort erreichen können. Stellen Sie sich folgende Situation vor: Ihr dreijähriges Kind baut aus Klötzen einen Turm. Sie sitzen dabei und stillen das Baby. Plötzlich fällt der Turm ein, das Große brüllt. Ihre spontane Reaktion ohne Baby auf dem Schoß wäre doch sicherlich, es in den Arm zu nehmen und zu trösten. Dann würden Sie sich hinsetzen und ihm helfen, den Turm wieder aufzubauen. Mit dem Baby an der Brust geht das nicht, aber Sie müssen den kleinen Turmbauer auch nicht mit seinem Problem allein lassen. Wenn Sie ihm sagen: „Jetzt ärgerst du dich aber!“, helfen Sie ihm, sein Wutgefühl in Worte zu fassen. Sie können ihn auch mit Worten auf Ideen bringen, wie er den Turm am besten wieder aufbauen kann. So banal das klingt: Diese Art von Kommunikation ist sehr wichtig, damit Kinder lernen, ihre Umwelt in ihrem Kopf gedanklich abzubilden und sich etwas einfallen zu lassen, wie man Probleme und Konflikte durch Nachdenken lösen kann. Diese Art von „Entwicklungshilfe“ können Sie gut leisten, während Sie mit dem Baby hantieren. Das ältere Kind fühlt sich wahrgenommen, und das Baby hört dabei Ihre Stimme und ist allein schon dadurch Ihrer Gegenwart gewiss.
- Singen Sie! Gemeinsames Singen, während Sie stillen oder wickeln oder baden, macht Spaß und schafft ein Gefühl von Gemeinsamkeit zwischen Ihrem älteren Kind und Ihnen. Das Baby kann noch nicht mitsingen, aber ihm gefällt es, und das Große fühlt sich einbezogen. Zur Anregung kaufen Sie sich Kassetten oder CDs mit einfachen Liedern, wenn Ihnen aus Ihrer Kinderzeit keine mehr einfallen, und irgendwann werden Sie ein paar Lieder so auswendig kennen, dass sie Ihnen und dem Großen in jeder Situation über Langeweile oder Gefühle von Ausgegrenzt-Sein hinweghelfen können. Von einer Frau bekam ich einen wunderbaren Tipp: Sie hatte schon während der Schwangerschaft vor allem beim Ins-Bett-Gehen immer das gleiche Lied für das ältere Kind gesungen – und als das Baby da war, konnte Sie mit diesem Lied auch das kleine problemlos beruhigen! Und machen Sie sich keine Gedanken, wenn Sie glauben, nicht singen zu können, für Ihr Kind singen Sie immer schön genug! Es gibt leider immer wieder Zeitgenossen, die sich über angeblich unmusikalische Leute abfällig äußern. Wenn Sie solche Menschen in Ihrer Familie haben, schalten Sie auf Durchzug – singen ist ein Menschenrecht!

- Binden Sie sich Ihr Baby auf den Bauch oder besser noch auf den Rücken! Sie können so eine Menge einfacher Hausarbeit erledigen, ohne sich zusätzlich um das Kind kümmern zu müssen.
  Das hat drei Vorteile:
  1. Die Sachen sind erledigt und Sie müssen nicht dann, wenn das Kind endlich schläft, in höchstem Tempo all das aufarbeiten, was vorher liegen geblieben ist.
  2. Ihr Baby bekommt eine Menge Stimulationen über Berührung, Bewegt-Werden und Ihre Stimme, die sein Wachstum in jeder Hinsicht fördern.
  3. Ihr älteres Kind erlebt Sie als jemanden, der auch einmal buchstäblich über das Baby hinwegsehen kann. Es ist zwar da, ganz unübersehbar, aber es hindert Sie nicht, ihm die Schuhe zuzubinden oder ihm ein Butterbrot zu schmieren. Diese kleinen Zuwendungen des Alltags bleiben ihm erhalten.

Womit wir beim Stichwort des Kapitels wären: der Zuwendung. Mein Gefühl war immer, je enger ich das Baby körperlich an mich heranließ, umso leichter konnte ich über es hinweg mein älteres Kind erreichen. Je weiter weg das Baby dagegen war, umso unüberwindlicher schob es sich zwischen mich und das größere Kind. Wollte ich das Große füttern und das Kleine schrie in seinem Bettchen, musste ich aufstehen und hinlaufen. Hatte ich es im Tuch auf dem Rücken, habe ich es ein bisschen geschuckelt und erst einmal weitergefüttert.

Nutzen Sie aus, dass Ihre beiden Kinder noch auf unterschiedlichen Wellenlängen funken, solange sie so klein sind. Das Größere steht schon vor Ihnen, will mit Ihnen sprechen, mit Ihnen gemeinsam handeln, das Kleine will gehalten werden. Wenn Sie sich jedem auf seinem „Kanal“ zuwenden, wird keines Ihrer Kinder zu kurz kommen.

Zuwendung teilen – zwischen den Erwachsenen

Nun will ja nicht nur die Beziehung zwischen Ihnen und den Kindern gepflegt sein – die zwischen den Erwachsenen braucht ja auch ein gewisses Maß an Zuwendung! Und dafür bleibt bei zwei kleinen Kindern oft wenig Zeit und Energie. Diese Familienphase ist eine Durststrecke für die Zweisamkeit, da sollten Sie sich keinen Illusionen hingeben. Aber es ist eben eine Durststrecke und keine Endstation der Beziehung, auch das sollten Sie sich klar machen.

Hier ein paar Tipps, wie Sie sich einen gewissen „Wasservorrat“ für diese Zeit schaffen können, damit das Pflänzchen Ihrer Zuneigung nicht vertrocknet:

- Schaffen Sie sich Zeiten, in denen Sie nicht von den Kindern gestört werden. Gönnen Sie sich Babysitter oder bringen Sie die Kinder ab und zu zur Oma oder zu befreundeten Familien. Sie müssen solche Zeiten nicht (nur) nutzen, um die Küche neu zu tapezieren oder einen neuen Gartenzaun zu ziehen. Auch mal nur beieinander sitzen (oder liegen …) muss mal sein. Vor allem für Väter ist es wichtig, zu spüren, dass sie von ihrer Partnerin noch wahrgenommen werden. So sehr die Kinder Ihre Aufmerksamkeit fordern – ein Vater, der sich übersehen fühlt, hat an seinem Vater-Sein wenig Freude und wird sich auch weniger engagieren als einer, der spürt, dass er für die Frau nach wie vor eine wichtige Rolle spielt.
- Genießen Sie gemeinsam die Kinder. Das klingt zunächst paradox, habe ich Ihnen doch eben empfohlen, Zeiten der Zweisamkeit ohne die Kinder auszukosten. Aber zu den schönsten Erinnerungen an die Kleinkindzeit unserer Kinder gehören für mich die Abendstunden, in denen mein Mann und ich auf der Gartenbank saßen und unseren Kindern beim Spielen zuschauten. Dicht beieinander sich daran freuen, wie gut es den gemeinsamen Kindern geht, das verbindet genauso tief wie Momente inniger Zweisamkeit!

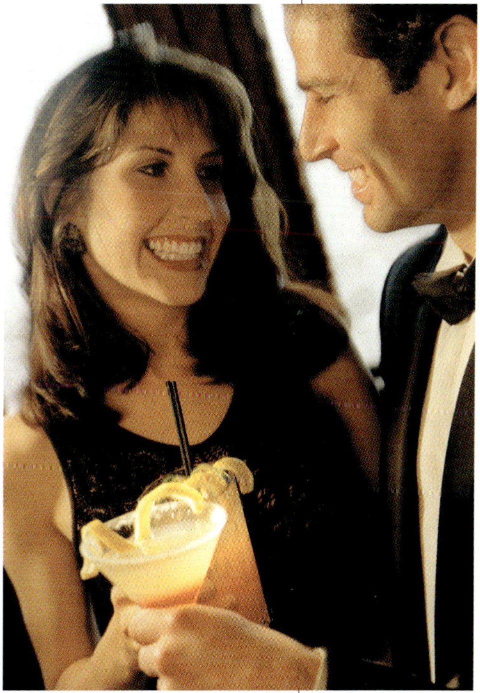

- Die Aufgabe, vor die Sie jetzt gestellt sind, ist nicht ganz deckungsgleich mit den Vorstellungen, die heutzutage mit den Wünschen für eine gute Ehe einhergehen. Wir erhoffen uns im Hafen der Ehe Ruhe vor den Stürmen des Lebens – dass dieser Hafen auf einmal selber Stürme hervorbringt, damit haben wir nicht gerechnet. Es scheint so zu sein, dass immer mehr Menschen glauben, eine Ehe sei gescheitert, wenn sie diesen Hoffnungen nicht gerecht wird, und sie gehen auseinander, auch wenn sie gemeinsame Kinder haben. Wenn Sie sich von dieser Illusion trennen können und anerkennen, dass Familie harte Arbeit sein kann, von der man sich auch ab und zu am Arbeitsplatz erholen muss, entlasten Sie Ihre Beziehung von Ansprüchen, die nicht einzulösen sind. Es ist nicht Schuld und Interesselosigkeit Ihres Partners, wenn Sie jetzt wenig Zeit füreinander haben, so wenig wie es Interesselosigkeit an Kultur ist, wenn man deshalb nicht ins Konzert geht, weil die Eintrittskarten ausverkauft sind.

- Trainieren Sie das Zuhören. Es gibt wenige, aber wirkungsvolle Regeln der Kommunikation, und die wichtigste davon ist, dem anderen richtig zuzuhören. An kritischen Punkten im Gespräch sollten Sie einmal den Versuch machen, bevor Sie ihrem Partner sofort nachweisen, wie Unrecht er hat, zunächst einmal zusammenzufassen, was er denn gemeint haben könnte. Dann kann er Missverständnisse korrigieren, bevor sie zu unentwirrbaren Verwicklungen geführt haben, und Sie selber werden merken, wie die kleine Mühe, den anderen zu verstehen, schon in gemeinsames Fahrwasser führen kann. Diese aktive Form des Zuhörens ist zugleich ein unmissverständliches Signal für Anerkennung und Zuneigung – womit wir wieder bei der Zuwendung wären!

Und wenn alle diese schönen Ideen trotzdem vom Alltag überrollt werden: Schauen Sie sich an, jeden Tag, mindestens einmal mit Bewusstsein: Du bist du, ich bin ich, wir sind wir, du bist mir wichtig – solange Sie sich das gegenseitig begreiflich machen können, haben Sie genug an familiärer Zuwendung geleistet.

33 Auf Eifersucht reagieren

Eifersucht – davor haben wohl alle werdenden Eltern Angst, die ihr zweites Kind erwarten. Die einen mehr, die anderen weniger.

Eifersucht – was ist das eigentlich? Jeder weiß, dass Eifersucht in Dreiecksbeziehungen auftritt. Wo immer drei Menschen miteinander zu tun haben, gibt es die Angst, dass zwei den Dritten ausschließen, sei es in Liebesbeziehungen, in Freundschaften – und eben, wenn es um Mütter und ihre Kinder geht.

Dabei ist das Verhältnis eines Kindes zu seiner Mutter etwas anderes als das Verhältnis von gleichberechtigten Freunden untereinander: Es ist ein Abhängigkeitsverhältnis. Das Kind braucht seine Mutter zum schieren Überleben, und es braucht sie als Orientierung, um sich in dieser verwirrenden Welt zurechtzufinden. Aber in dem Augenblick, in dem die Mutter ein kleines Baby mit ins Haus bringt, wird sie auf einmal selber zu einem Teil dieser Verwirrung.

Wer hilft da noch, den Überblick zu behalten?

Diesen kritischen Moment gibt es in allen Kulturen der Welt. Meist ist er gekoppelt mit dem Abstillen, was die Kinder zusätzlich durcheinander bringt. Und durchaus nicht alle Kulturen machen sich so viele Gedanken darum wie wir, auf welche Weise sie dem Kind diesen Abstieg vom kleinen König zum Fußvolk so angenehm wie möglich machen können. Wo regelmäßig und häufig Kinder geboren werden, haben die kleinen entthronten Könige allerdings meist einen Ersatz für die enge Beziehung zur Mutter: die Kindergruppe. Die gibt es bei uns höchstens in Form des Kindergartens, aber das ist etwas ganz anderes, als wenn ein allein gelassenes Kleinkind sich voll Ärger über die stillende Mama von ihr abwenden und einfach mit den Buben aus der Nachbarschaft davonlaufen kann.

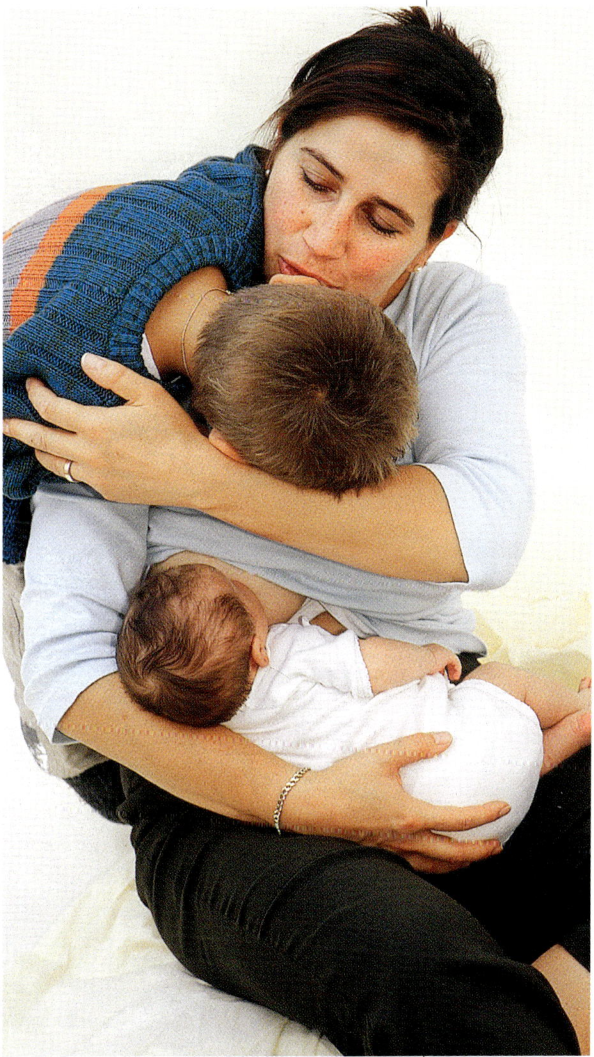

Das, was wir als kindliche Eifersucht bezeichnen, ist ein vielschichtiges Geflecht von Bedürftigkeit und Ablösung, von Abhängigkeit und Freiheit, von Festklammern und Loslassen. Das alles findet auch statt, wenn ein Kleinkind kein Geschwisterchen bekommt, das dürfen wir nicht vergessen. Es gibt immerhin das berühmte Trotzalter, in dem die Kinder ausprobieren, wie es sich anfühlt, von anderen Menschen unabhängig zu sein.

Was Sie zur Vorbeugung alles tun können, davon war in den vorhergehenden Kapiteln schon die Rede. Aber was tun, wenn trotz aller Vorbeugung das größere Kind eifersüchtig wird und damit sich und der ganzen Familie das Leben schwer macht?

Denn häufig genug lässt sich überhaupt nicht voraussehen, wie es reagieren wird, zumal das, was es zu verarbeiten hat, auch stark vom Wesen des Neugeborenen abhängt. Ob dieses unruhig und fordernd an den Nerven der ganzen Familie zerrt oder ob es beschließt, die ersten Wochen oder gar Monate hauptsächlich schlafend zu verbringen – das ist in jedem Fall eine Überraschung, selbst wenn Sie schon vorher wissen, ob es ein Junge oder ein Mädchen wird.

Und den großen Geschwistern fällt eine Menge ein, wie sie ihr wankendes Familienboot wieder ins Gleichgewicht zu bringen versuchen. Manche Eltern sind schon aus allen Wolken gefallen, welche Kreativität ihre Kleinen aufbrachten, um kundzutun, dass ihnen an der neuen Situation etwas nicht passt. Die buchstäblich heißeste Geschichte, die mir erzählt wurde, war die eines kleinen Jungen, der die Hände seines Schwesterchens absichtlich an den heißen Ofen hielt. Das war nicht so lustig wie die Aktion einer großen Schwester, die irgendwie an die Windelpackung des Kleinen gekommen war und die Windeln einzeln unterm Sofa, zwischen den Blumentöpfen und hinter dem Fernseher versteckt hatte.

Bei diesem Windelspiel ist gar nicht so leicht auszumachen, ob es wirklich eine Eifersuchtsreaktion war („Ich will der Mama und dem Baby etwas wegnehmen!") oder ob es nur eine spielerische Auseinandersetzung mit einem neuen Element des Familienlebens war. Wahrscheinlich war es beides.

Wenn man ein bisschen sortiert, welche Art Eifersuchtsgeschichten von Kindern erzählt werden, die sich mit der Ankunft eines Geschwisterchens auseinander zu setzen haben, fallen acht verschiedene Typen von Geschichten auf. Es gibt

- das Ignorieren der Mutter,
- das Ignorieren des Geschwisterchens,
- aggressives Verhalten gegenüber dem Baby,
- kontrollierendes Verhalten der Mutter gegenüber,
- Rückfälle in babyhaftes Verhalten,
- Selbstaggression,
- vordrängendes Verhalten auch anderen Personen gegenüber,
- Einfordern von Aufmerksamkeit durch kreativen Unsinn.

Strategie 1: Ich schaue die Mama gar nicht an

Dass Kinder ihre Mutter ignorieren, kommt am ehesten unmittelbar nach der Geburt vor. Da ist das Baby geboren, die Mutter glücklich und dankbar und voll des drängenden Wunsches, dem Großen das Kleine zu zeigen, die Tür öffnet sich, der Papa kommt mit dem Großen herein – und das schaut weg. Zum Fenster, in die Zimmerecke, in Papas Hemdkragen. Der Papa redet ihm gut zu, die Mama sagt: „Ach, komm doch her, mein Schätzchen!", aber das Schätzchen bleibt hart und will nichts sehen.

Das ist natürlich schwer zu verkraften, aber zum Glück erhalten Kinder diese Verhaltensweise selten länger als einen bis zwei Tage aufrecht. Es scheint so, als brauchten sie ziemlich lange, um zu überlegen, ob das jetzt eigentlich noch ihre Mama ist. Denn es ist ja wirklich eine entscheidende Veränderung mit ihr vorgegangen, sie hat sozusagen eine zweite Antenne angebaut, die ganz woanders hin gerichtet ist als auf das ältere Kind. Auch (oder gerade?) Kinder, die von den Eltern auf die Ankunft des Geschwisterchens gut vorbereitet worden sind, können so reagieren. Ihnen ist die Bedeutung des Ereignisses vielleicht sogar noch bewusster als Kindern, denen etwas beiläufiger mitgeteilt wurde, dass sie ein Geschwisterchen bekommen werden. Sie haben vielleicht nicht wirklich verstanden, was da auf sie zukommt, aber dass es für die Eltern überragend wichtig ist, das haben sie sehr wohl aufgenommen. Und dieses wichtige Ereignis bricht jetzt in der fremden Umgebung einer Klinik über sie herein – muss man da nicht ein bisschen „Schotten dicht“ machen?

Ich selber kenne diese Reaktion nicht, weil ich gleich nach der Geburt meiner Kinder nach Hause gefahren bin – bis auf das letzte Mal. Da haben mich alle miteinander am Tag nach der Geburt in der Klinik abgeholt. Ich weiß bis heute, wie sie alle drei dicht an den Vater gedrängt in sicherem Abstand von meinem Bett vor mir standen und erst einmal geschaut haben. Eine ganze Weile, bis sie sich – immerhin zu dritt – an mein Bett wagten und das Baby in Augenschein nahmen. Unvergesslich ist mir der Ausdruck der Verlegenheit und Unsicherheit, der von diesem Grüppchen ausging. Nun stellen Sie sich vor, dieses Gefühl muss nicht eine Gruppe von drei Kindern zwischen drei und neun Jahren aushalten, sondern ein einzelner zweijähriger Steppke – ist es da nicht verständlich, wenn er erst einmal wegschaut?

Diese Reaktion des Ignorierens der Mutter ganz zu Beginn der neuen Familienbeziehung sollte man eigentlich auch noch nicht unter die echten Eifersuchtsreaktionen zählen. Es ist mehr Ausdruck der Eigenart der menschlichen Psyche, Erlebnissen auszuweichen, die sie nicht verkraften kann. Die drastische Veränderung der Mutter muss erst verdaut werden, und wenn das geleistet ist, kann auch das Herz für das Baby aufgehen. In der Familie, die mir von dieser Reaktion erzählt hat, war es auch Ausdruck eines veränderten Verhältnisses zum Vater. Das kleine Bürschchen hatte beschlossen, dass der Vater ganz offensichtlich der zuverlässigere Elternteil war, weil er nicht so ein Baby angeschleppt hatte, und hat sich etwa zwei Wochen lang sehr eng an ihn gehalten. Aus dieser sicheren Entfernung hat er Mutter und Schwesterchen eine Weile betrachtet, bis er sicher war, dass es doch seine Mama war und das Baby gar nicht so gefährlich. Schon nach zwei Monaten war von Eifersucht nichts mehr zu spüren.

Einer solchen Reaktion können Sie ein bisschen vorbeugen, aber wenn sie doch auftritt, bleiben Sie gelassen:

Eine ambulante Geburt gibt dem älteren Geschwisterchen die Chance, das Baby in vertrauter Umgebung kennen zu lernen. Es ist natürlich immer noch ein drastischer Einschnitt, wenn die Mama auf einmal mit einem Baby im Bett liegt, aber die gewohnte Umgebung signalisiert dem Kind, dass doch das meiste beim Alten geblieben ist.

Wenn Sie sich aber doch für ein Wochenbett in der Klinik entschieden haben, sollten Sie Ihr älteres Kind vielleicht nicht gleich mit der geballten Mutter-Kind-Einheit überfallen. Legen Sie das Baby in sein Bettchen, wenn sich der Papa mit dem Großen angekündigt hat. Vielleicht können Sie es sogar so einrichten, dass Sie die beiden auf dem Flur begrüßen, wenn Sie schon gut herumlaufen können, sodass das Große Sie zuerst als die Mama wahrnimmt, die es kennt. Wenn das Große sich dann mit Ihnen vertraut gemacht hat, gehen Sie gemeinsam zum Baby und schauen es an. Das ist zwar sicher kein Patentrezept gegen jede Irritation, aber umgeht den Schock, der für ein kleines Kind vom Anblick einer Mutter ausgeht, die ein Neugeborenes im Arm hat.

Strategie 2: Ich will das Baby nicht sehen

Es kann aber auch sein, dass das ältere Kind nicht gleich diese gesamte Mutter-Kind-Einheit ignoriert, sondern einfach das Baby aus dieser ungewohnten Erscheinung ausblendet. Denn auch wenn Ihnen Ihr Neugeborenes wunderbar vorkommt – für das große Geschwisterchen ist es eben doch ein kleines, runzliges, verknautschtes Wesen mit zusammengekniffenen Augen und ganz bestimmt etwas anderes als das kleine Schwesterchen von seinem Freund im Nachbarhaus. Das sitzt immerhin aufrecht und wirft Spielzeug aus dem Kinderwagen …

Also guckt es lieber gar nicht hin, oder wendet sich schnell wieder ab, hört gar nicht zu, wenn die Eltern von dem Baby reden, stopft das Kuscheltier, das es dem Baby schenken darf, der Mama unters Kopfkissen, und später zu Hause stößt es sich gerade dann schrecklich den Kopf, wenn das Kleine schreit.

Eine solche Reaktion dürfte daraus entstehen, dass das Kind seine Vorstellung von dem angekündigten Geschwisterchen und dem wirklich vorhandenen Bündelchen nicht zur Deckung bringen kann. Das da in dem Bettchen kann ja wohl nicht das sein, wovon die Eltern seit langer Zeit schon reden. Und wenn es das wirklich sein sollte, dann hätten sie sich auch etwas Besseres einfallen lassen können …

Auch hier – fühlen Sie sich nicht gekränkt, wenn Ihr Kind so reagiert.

- Lassen Sie ihm Zeit. Kinder sind langsam. Sie werden auch schon beobachtet haben, dass Ihr Kind lange braucht, um sich Fremden vertrauensvoll zu nähern. Ganz ähnlich ist es nun mit dem Baby. Wenn Ihr Kind sich ihm nicht gleich begeistert zuwendet, bedeutet das überhaupt nicht, dass es nicht in wenigen Wochen das liebevollste Brüderchen oder Schwesterchen sein kann.

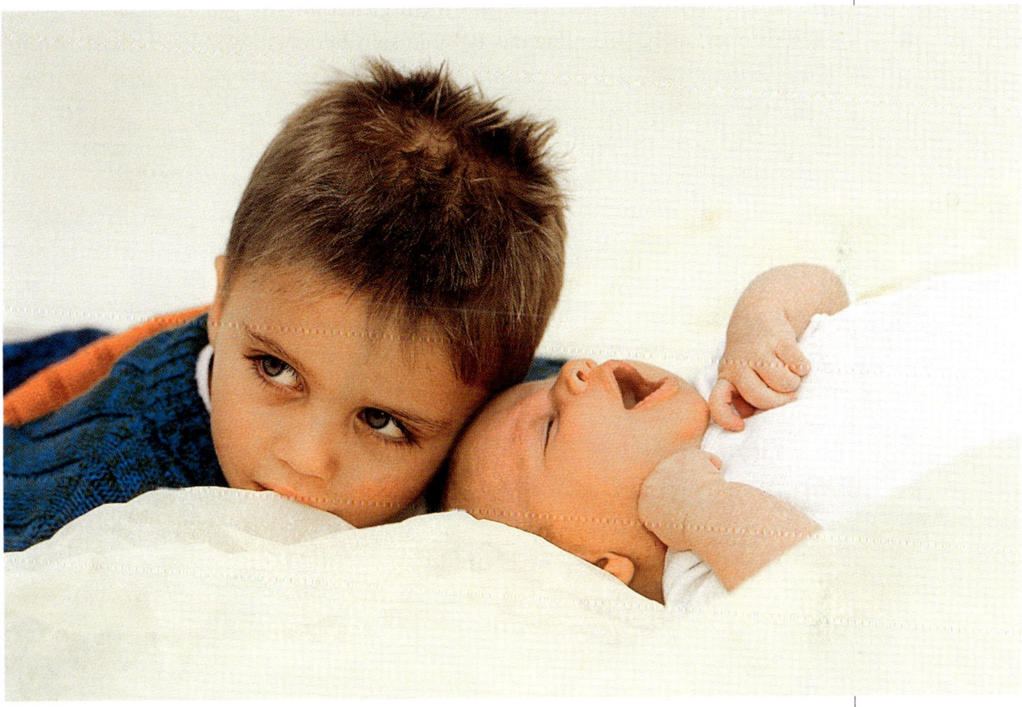

- Lassen Sie ihr älteres Kind Zeuge sein, wie Sie liebevoll mit dem Baby umgehen, ohne auf es einzureden, dass es dieses Wesen nun auch lieb haben sollte. Worte nützen wenig. Vertrauen Sie darauf, dass das Große irgendwann den Impuls verspüren wird, sich dem Kleinen zu nähern, wenn es erlebt, dass es nun offensichtlich Teil der Familie ist.
- Vertrauen Sie aber nicht darauf, dass diese Ignoranz durchgängig besteht! Lassen Sie das ältere Kind anfangs auch dann nicht mit dem Baby allein, wenn es normalerweise so tut, als sei das Kleine nicht da. Der Forscherdrang kann sich genau in dem Moment entfalten, wenn Sie nicht dabei sind, und dann wird in die Nase gepiekt oder am Ohr gezerrt …

Strategie 3: Das Baby ärgert mich, darum haue ich es

Damit wären wir beim nächsten Typus der Eifersuchtsreaktion: *der Aggression gegenüber dem Baby.* Da wird das Kleine gezwickt, gehauen, ins Gesicht gepiekst, geschubst, getreten, mit Kissen zugedeckt …

Diese Form der Eifersucht ist sicher die verbreitetste, gefürchtetste, aber auch die am wenigsten eindeutige. Denn nicht alles, was an offensichtlichen „Misshandlungen" des Babys stattfindet, hat seine Wurzeln darin, dass das ältere Kind dem Kleinen wehtun will, weil es sich von den Eltern zurückgesetzt fühlt. Vieles ist einfach Neugier und Experimentierfreude.

Ich kann mich bei meinen Kindern nicht daran erinnern, dass sie dem Baby gegenüber aggressiv gewesen wären – aber über längere Zeit allein gelassen habe ich sie auch nicht mit dem Kleinen. Denn da paart sich oft Liebe mit Ungeschick, und dann hat das Baby eben doch das Puppenfieberthermometer im Mund oder es fällt ihm der Puppenkochtopf auf den Kopf oder es kippt einfach um, obwohl es doch eigentlich schon ganz gut sitzen kann …

Lassen wir einmal die Ungeschicklichkeiten beiseite, die daraus entstehen, dass das größere Kind noch nicht richtig einschätzen kann, zu welchen Spielen das Baby schon imstande ist. Dann bleiben natürlich doch die gezielten Aggressionen gegenüber dem Baby.

Warum haut ein Kind ein Baby? Weil es stört. Weil es wieder weg sein soll. Weil es so unberechenbar ist. Weil es die Mutter in Anspruch nimmt. Und auf all diese Irritationen kann ein Kleinkind nur körperlich reagieren. Die Welt ist in seinem kleinen Kopf noch nicht so weit in Sprache abgebildet, dass es in Wortsymbolen ausdrücken kann, was in ihm vorgeht – das können Kinder oft bis weit in die Pubertät hinein noch nicht richtig.

Und wir Erwachsenen? Kennen nicht auch wir Gefühlszustände, die so heftig sind, dass die Worte, die uns zur Verfügung stehen, als Ventil nicht ausreichen? Dann donnern Fäuste auf den Tisch, knallen Türen oder es fliegen gar Tassen. Solche Energiestaus treten bei Kindern schon bei kleinen Frustrationen auf, gleich treten Arme und Beine in Aktion. Denn das Ventil der „zivilisierten" Gefühlsäußerungen ist noch gar nicht funktionstüchtig.

Für Eltern ist es natürlich äußerst nervenaufreibend, wenn die gesamte Kommunikation des älteren Geschwisterchens mit dem Baby über Körpersprache läuft. Denn diese Kommunikation ist natürlich ein Frage-und-Antwort-Spiel mit den Themen:

„Wer bist du?", „Hier bin ich!", „Was kannst du?", „Schau, das kann ich!", „Wie stark bist du?", „So stark bin ich!", „Das ist *mein* Platz!", „Das ist *meine* Mama!",

„Das ist *mein* Spielzeug!", „Willst du mein Essen probieren?", „Willst du wissen, wie sich mein Auto anfühlt?", „Ich will wissen, wie tief dein Nasenloch ist!" Und so weiter …

Eigentlich wünschen wir uns das ja. Wir möchten, dass die Kinder miteinander kommunizieren. Und wir finden es rührend und ergötzlich, wenn sie sich aneinander freuen. Aber die andere Seite der menschlichen Kommunikation gehört zum gegenseitigen Kennenlernen genauso dazu wie das gemeinsame Lachen. Sich gegenüber einem anderen Menschen abzugrenzen, ist ein Stück weit aggressiv. Und bei kleinen Kindern geschieht das eben nicht verbal, sondern körperlich.

Bei uns Erwachsenen setzt eine körperliche Auseinandersetzung (hoffentlich) erst bei hochgradigen Wutgefühlen ein, leichteren Ärger handeln wir mit harmloseren Mitteln ab. Wir sollten uns aber davor hüten, diesen Maßstab auch an unsere Kinder anzulegen. Ein Brüderchen, das dem kleinen Schwesterchen wiederholt sein Steckenpferd auf den Kopf haut, ist darum noch längst nicht von vergleichbaren Wutgefühlen getrieben, wie es Ihr Mann wäre, wenn er das Gleiche bei Ihnen täte!

Wenn Sie also damit zu tun haben, dass sich Ihr älteres Kind immer wieder scheinbar oder wirklich aggressiv dem Baby nähert, sollten Sie Folgendes bedenken:

- Machen Sie dem Kind unmissverständlich klar, dass es dem Baby wehtut und dass das nicht erlaubt ist.
- Gleichzeitig sollten Sie sich bemühen, die Gefühle des Kindes für es in Worte zu fassen. „Du haust das Baby jetzt, weil du dich ärgerst, ist es so? Du würdest jetzt gern auf den Spielplatz gehen, stimmt's? Und Mama hat keine Zeit, weil sie noch das Bad aufräumen muss. Aber wir gehen schon noch, warte nur." Sie dürfen sich von solchen Äußerungen allerdings nicht sofort Wunder erwarten. Sie sind kleine Bausteine auf dem Weg zu einer reifen Selbsterkenntnis und es braucht viele Jahre, bis dieser Weg für Ihr Kind gangbar sein wird. Es wird Ihnen auch nicht jedes Mal gelingen, herauszufinden, warum das Kind ärgerlich ist. Oft werden Sie sich damit begnügen müssen, einfach festzustellen, *dass* es wütend ist. Aber wenn es sich in seinem Gefühl wahrgenommen und ernst genommen fühlt, wird ein Teil seines Zorns schon in sich zusammenfallen, der ja gerade dadurch ausgelöst wurde, dass es sich an den Rand gedrängt gefühlt hat.
- Greifen Sie mit sanfter, aber körperlicher Kraft ein. Ziehen Sie Ihr Kind von der Wiege weg, lösen Sie sein Händchen aus dem Haarschopf des Babys. Halten Sie dem Kind keine Strafpredigt, ein Wortschwall wird es überfordern. Tun Sie ihm auch nicht weh, auch nicht, wenn Sie meinen, dass es nun unbedingt spüren muss, was es dem Geschwisterchen antut. Wirkliches Mitgefühl und Einfühlungsvermögen können Sie von einem Kleinkind noch nicht erwarten.

- Machen Sie sich klar, dass die Attacke oft gar nicht dem Baby, sondern Ihnen gilt. Die Kinder spüren sehr schnell, wie tief Sie getroffen sind, wenn dem kleinen Goldschatz etwas widerfährt. Nichts funktioniert besser, um die Eltern auf sich aufmerksam zu machen, als wenn man das Baby piekst! Versuchen Sie also nicht hysterisch zu werden, bringen Sie räumlichen Abstand zwischen die Kinder und geben Sie dem Älteren das Gefühl, wahrgenommen zu werden. Dazu müssen Sie gar nicht viel Zeit nur mit ihm verbringen, sondern sprechen Sie so mit ihm, dass es spürt, nicht aus Ihrer Aufmerksamkeit herausgefallen zu sein.
- Binden Sie sich das Baby auf den Rücken! (vgl. 27. Kapitel: „Das Tragen", Seite 97) Meiner Erfahrung nach ist das der beste Weg, das Baby aus der Schusslinie eines unter Umständen angriffslustigen älteren Geschwisterchens zu nehmen und diesem gleichzeitig zu zeigen, dass Mama oder Papa immer noch offene Arme für das Große haben. In den ersten Monaten geht das sehr gut, solange das Baby noch klein und leicht ist, und wenn es später lieber auch mal auf dem Boden spielen will, hat das ältere Kind längst begriffen, dass die Eltern es immer noch lieb haben.

Strategie 4: Ich muss auf die Mama aufpassen

Denn das will ein großes Geschwisterchen sicherstellen: dass die Mama es noch lieb hat. Und darum erhöhen ganz gewitzte Kinder ihre *Kontrolle*, denn immerhin hat sie etwas sehr Merkwürdiges angestellt, als sie auf einmal dieses Baby mit ins Haus gebracht hat. Ganz allein ist sie weggegangen, und als sie wieder auftauchte, war dieses schreiende Bündelchen dabei – ist das nicht Ausdruck höchster Unzuverlässigkeit? Damit sie so etwas nicht wieder macht, muss man wohl pausenlos auf sie aufpassen!

Das ist eine Reaktion, die ich von meinem eigenen Ältesten kenne und die mir auch mehrfach von anderen berichtet worden ist: Das ältere Kind folgt der Mutter wie ein Hündchen, wohin sie auch geht, sei es zum Wäscheaufhängen hinters Haus, zum Kartoffelholen in den Keller, zur Papiermüllkiste in die Garage und sogar bis aufs Klo. Das tun auch Kinder, die schon längst stundenlang für sich allein im Kinderzimmer spielen konnten und an deren Selbstständigkeit sich die Eltern schon frohgemut gewöhnt hatten. Aber nun, da das Baby da ist, hängen sie wie Kletten an der Mutter und verhindern mit ihren Schoßhündchenallüren den flotten Ablauf der Hausarbeit. Jeder Versuch, das Kind mit einem wunderbaren Bauklotzarrangement im Spielzimmer zu fesseln, endet damit, dass es wie an einer Gummischnur gezogen auf einmal doch oben an der Treppe steht und unbedingt mit in den Keller will. Ich gebe zu, ich bin so manches Mal ärgerlich geworden, wenn sich dieser Klotz am Bein so gar nicht abschütteln ließ.

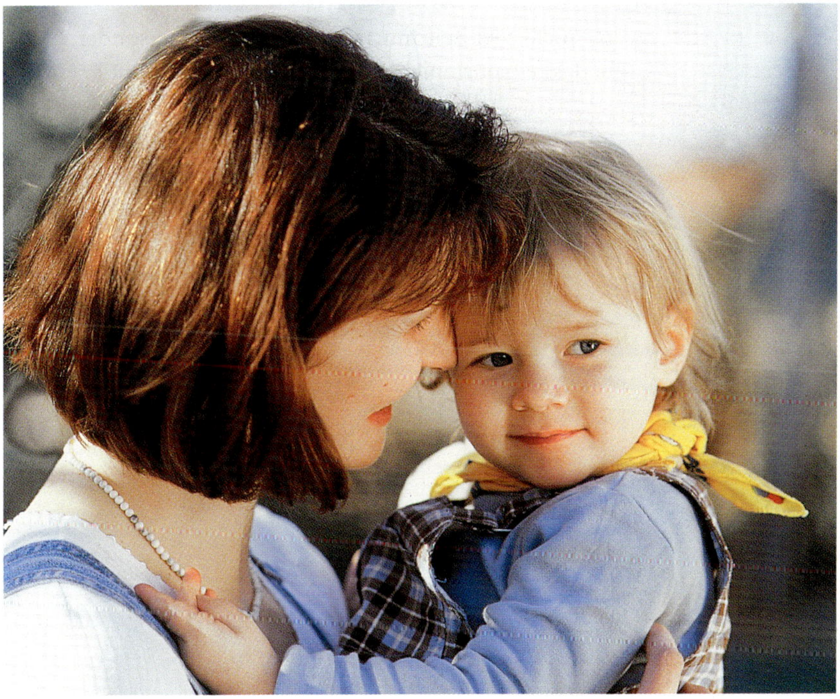

Zunächst wirkt das, als sei das Kind wieder klein geworden. Auch ich habe damals meinen Sohn so empfunden, weil der Zustand so sehr an die Zeit erinnerte, als ich ihn ständig herumgeschleppt hatte. Viele Jahre später erst dämmerte mir, dass dieses Hinterherlaufen eigentlich ein ganz gewaltiger Entwicklungsschritt in Richtung Selbstständig-Werden ist. Denn durch diese „Kontrollgänge" übernimmt das Kind in seiner kleinen Welt ein Stück Verantwortung für sich selber. Bis dahin hat es sich vollkommen und kritiklos der Mutter anvertraut – jetzt spürt es, dass man doch besser selber mit dafür sorgen muss, dass die lebenswichtige Versorgung durch die Mama funktioniert. Ein Stückchen Loslösung von der Mutter hat stattgefunden – auch wenn es überhaupt nicht danach aussieht.

Nun kann man das wunderbar interpretieren und sich damit trösten, dass das Kind vielleicht doch nicht so dumm ist, wie es scheint – angenehm für die Erwachsenen ist diese Erscheinung trotzdem nicht. Sollte Ihr Kind auch auf solche Ideen kommen, versuchen Sie Folgendes:

- Als Erstes: Bewahren Sie Geduld. Es geht vorbei. Sie brauchen nicht zu denken, dass Sie dem Kind diese Unart nun wieder abtrainieren müssten, sie verschwindet irgendwann von selbst. Je mehr Druck Sie machen, dass das Kind Sie doch jetzt alleine die Mülleimer heraustragen lässt, umso misstrauischer wird es werden und seine Bemühungen, auf Sie aufzupassen, noch hartnäckiger fortsetzen.
- Versuchen Sie, so viel Sicherheit wie möglich in den Alltag zu bringen. Lassen Sie das Kind spüren, dass nach wie vor Verlass auf Sie ist. Sicher ist es schwierig, wenn ein Neugeborenes im Haus ist, Regelmäßigkeiten einzuhalten. Aber wenn Sie wissen, worum es geht, wird es Ihnen sicher gelingen, wenigstens ein oder zwei regelmäßige Mahlzeiten oder regelmäßige Vorlesestündchen einzuhalten. Sie brauchen nicht anzustreben, den ganzen Tag nach Stundenplan ablaufen zu lassen, aber ein paar kleine Fixpunkte im Tagesablauf lassen Ihr Kind nach einer Weile spüren, dass die Welt noch in den Angeln hängt.
- Vielleicht können Sie es so einrichten, dass Sie bestimmte Gänge, die mit dem Kind im Schlepptau besonders lästig sind, dann erledigen, wenn Ihr Partner zu Hause ist. Entweder übernimmt er dann diese Arbeiten oder er beschäftigt sich mit dem Kind und Sie können einmal kräftig ausschreitend die Wäsche in den Keller tragen.
- Und vergessen Sie nicht: Gemeinsam erledigte Hausarbeit empfindet Ihr Kind genauso als Zuwendung wie ein gemeinsames Spiel. Kinder finden es meist sogar noch viel besser, etwas „Richtiges“ zu tun! In die Welt der Erwachsenen einbezogen zu werden, macht groß und stark, viel mehr, wie wenn die Erwachsenen sich in die Kinderwelt begeben. Trippeln Sie ruhig zusammen mit Ihrem Kind zu den Mülleimern, auch wenn es Ihnen elend langsam erscheint, und streichen Sie den Spielplatzgang. Für Ihr Kind ist diese Gemeinsamkeit mit Ihnen jetzt genauso wichtig wie eine ausgiebige Sandkastenbuddelei.

Strategie 5: Ich will auch wieder ein Baby sein

Wenn auch das Hinterherlaufen nicht als wirklicher Rückfall ins Babyalter zu verstehen ist, gibt es aber natürlich doch auch die Kinder, die wieder anfangen, sich wie das kleine Geschwisterchen zu benehmen. Das ist neben den Aggressionen

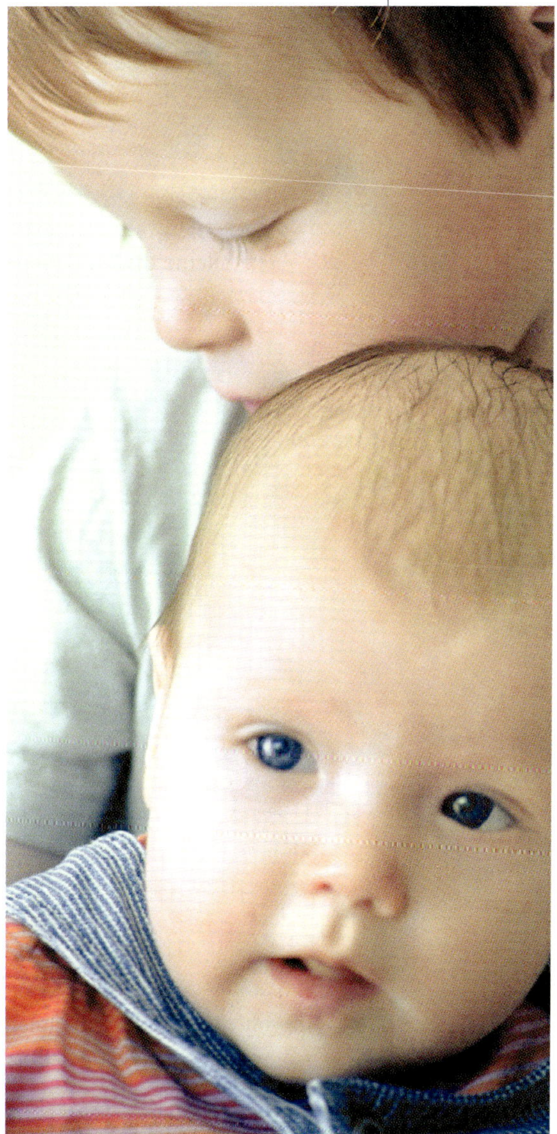

gegen das Baby die verbreitetste Art von Kleinkindern, sich damit auseinander zu setzen, dass sie auf einmal nicht mehr das einzige Kind in der Familie sind.

Sie machen wieder in die Hose, auch wenn sie schon sauber waren, sie weigern sich, vom Löffel zu essen und wollen die Flasche haben, sie wollen unentwegt auf den Arm und scheinen gar nicht mehr laufen zu können, und allein in ihrem Bettchen schlafen sie auch nicht mehr. Statt einem Baby haben die Eltern auf einmal zwei.

Wie das Hinterherlaufen ist auch das eigentlich eine sehr vernünftige Entscheidung. Ganz offensichtlich hängt die Zuwendung der Mutter vom Grad der Hilflosigkeit ab. Also benimmt man sich am besten genauso. Logisch!

Natürlich läuft dieses Verhalten dem eigentlichen Entwicklungsprogramm eines Kindes entgegen, es steht sich damit selbst im Weg. Aber ein Kind sieht nicht, wohin es sich entwickelt, ein Kleinkind schon gar nicht. Es erlebt den Augenblick, und im Augenblick erscheint es vielversprechender, sich hilflos zu benehmen, als Selbstständigkeit zu zeigen.

Die gängige Interpretation solcher Verhaltensweisen ist meist die Annahme, dass das ältere Kind das Baby aus seiner Rolle in der Familie wieder hinausdrängen will. Es weiß natürlich niemand, wie weit das im Einzelfall wirklich so ist. Aber es gibt noch eine andere Betrachtungsweise: die Solidarisierung mit dem Geschwisterkind. Nicht gegen die Eltern – das kann später allerdings auch noch kommen! –, sondern das Große drückt aus: „Wir beide, das Baby und ich, wir sind gleich, Ihr seid die Eltern, wir sind die Kinder!“ Und das muss ja irgendwie sichtbar werden!

- Betrachten Sie darum das anscheinend lästige Verhalten des Kindes nicht nur unter dem Aspekt, dass es das Baby *verdrängen* will, sondern dass es dem Baby *gleichen* will. Und darauf können Sie durchaus mit Gleichbehandlung reagieren. Es ist ja nichts Schlimmes, wenn ein Kleinkind noch mal an der Brust nuckelt, Fläschchen trinkt oder eine Windel anzieht. Wenn Sie Ihrem Kind zugestehen, sich auf diese Art mit dem Baby auf eine Stufe zu stellen, wird es bald anfangen, innerhalb dieser „Gruppe" festzustellen, dass es doch schon ein bisschen mehr kann als das Kleine, ohne dadurch seine Zugehörigkeit aufs Spiel zu setzen.
- Wenn Ihr Kind sich wie ein Baby verhält, gehen Sie darauf ein, aber machen Sie dem Kind deutlich, dass Sie das als ein Spiel betrachten. „O ja, wir spielen jetzt, dass du auch ein Baby bist!" – und dann packen Sie es auf die Wickelkommode und putzen ihm den Po mit einem Wattebausch ab! Dabei kann es die Zuwendung genießen, die das Klein-Sein bereithält, aber das Hintertürchen zum Groß-Sein ist doch noch offen!
- Sie können behutsam versuchen, Ihrem älteren Kind einen Begriff von Zeit zu vermitteln. Das ist schwieriger, als man gemeinhin annimmt. Kinder müssen heutzutage oft schon so weitgehend innerhalb eines festgelegten Stundenplanes funktionieren, in den sie einfach hineinorganisiert werden, dass niemandem mehr auffällt, dass sie selbst noch gar keine Vorstellung davon haben, wie sich Zeit eigentlich gliedert. Jean Piaget hat schon vor 50 Jahren experimentell festgestellt, dass Vorschulkinder Ereignisse in der Vergangenheit nicht chronologisch ordnen können. Noch ein Vierjähriges hat keinen Begriff davon, dass die Lebenslinie seines Geschwisterchens und seine eigene um ein paar Jahre verschoben sind, dass es also etwas schon genossen hat, was jetzt dem Baby zuteil wird. Ein noch jüngeres Kind begreift das erst recht nicht. Es hat auch keine Vorstellung davon, dass es sich durch babyhaftes Verhalten auf seiner eigenen Lebenslinie rückwärts bewegt, was eigentlich unter seiner Würde ist. (Zu diesem Thema finden Sie mehr in meinem Buch „Mehr Zeit für die Familie. Wie Sie den Alltag richtig organisieren", Reinbek bei Hamburg 1999). Sie werden durch Erklärungen diese entwicklungsbedingte „Begriffsstutzigkeit" nicht aufheben können. Sie wächst sich bis zum Schulalter von selber aus. Aber wenn Sie dem älteren Kind Säuglingsbilder von sich selber zeigen und ihm erzählen, wie es war, als es selbst noch so klein war, machen Sie es neugierig auf seine eigene Geschichte. Es wird sie nach wie vor durcheinander werfen und dem Opa erzählen, heute Morgen habe es auch eine Nabelschnur gehabt, aber gestern habe es Roller fahren gelernt – aber das macht nichts. Es sind erste Vorübungen, Vergangenheit in Geschichten aufzulösen. Und diese Geschichten können ihm erzählen, dass es selber auch ein geliebtes Baby war, und immer noch ein geliebtes Kind ist.

Strategie 6: Wenn ich krank werde, dann kümmert sich Mama auch um mich

Diese Strategie von älteren Geschwistern darf man eigentlich gar nicht als solche bezeichnen. „Strategie" ist im Grunde ohnehin das falsche Wort, denn wie auch immer ein Kind auf ein Baby reagiert – bewusst entscheiden, was es nun tun soll, wird es in keinem Fall. Ich denke, es ist eher so, dass jedes Kind je nach Temperament und familiären Voraussetzungen den Weg wählt, den es am einfachsten gehen kann.

Und so gibt es auch Kinder, die körperlich krank werden, wenn sie heftig emotional beansprucht werden – besonders und erst recht, wenn ein Geschwisterchen geboren wird. Von dem Kind aus unserer Nachbarschaft, das einen starken Neurodermitis-Schub bekam, als das Schwesterchen geboren wurde, habe ich Ihnen bereits erzählt. Aber ich weiß auch von hochfiebrigen Infektionen und von gehäuften Unfällen in dieser Zeit, Beulen, aufgeschrammten Knien und blutenden Nasen. Ich kann Ihnen sogar mit einer Geschichte von mir selbst aufwarten: Ich bin vorsichtshalber in dem Augenblick, als meine Mutter zur Geburt meines Bruders in die Klinik aufbrach, so vom Stuhl gefallen, dass ich mir den Kopf blutig schlug. Es hat aber nichts genützt, sie ist doch gefahren. Da war das Baby zwar noch nicht da, aber an die seltsame Aufregung kann ich mich heute noch erinnern einschließlich des entnervten: „Auch das noch!"

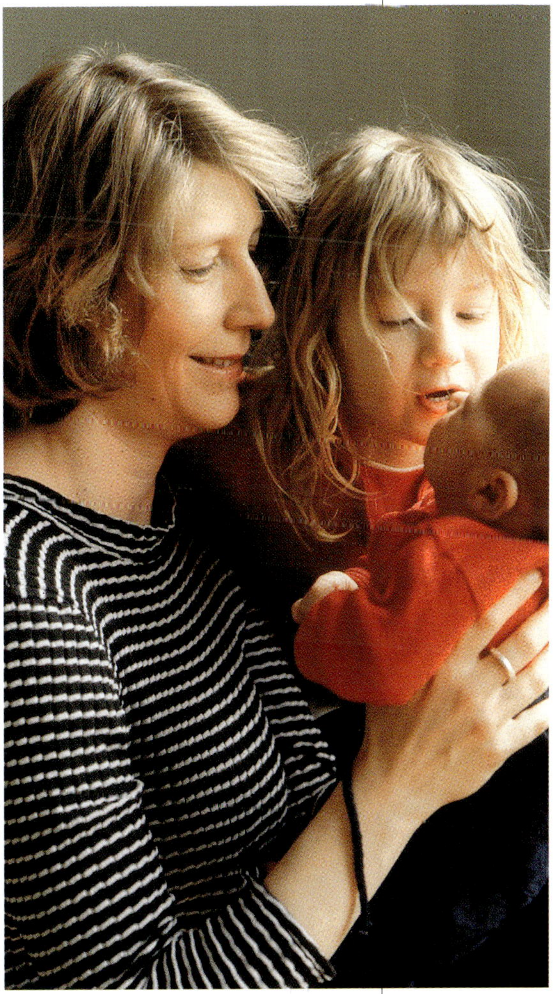

In solchen Fällen geschieht bei dem Kind das, was ja auch bei Erwachsenen bekannt ist, dass nämlich Stress die Immunabwehr schwächt. Und wenn es sich häufiger verletzt, braucht es offensichtlich so viel Aufmerksamkeit für die neue Situation, dass seine noch gar nicht ganz gefestigte Körperbeherrschung aus dem Lot gerät.

In solchen Fällen ist oft gar kein direkter Zusammenhang mit dem Geschwisterchen zu sehen. Das Mädchen, dessen Neurodermitis so heftig aufblühte, liebte sein kleines Schwesterchen vom ersten Moment an heiß und innig. Sie war auch schon älter, fünf Jahre alt, und war gut auf das Baby vorbereitet, sogar den Namen hatte es aussuchen dürfen. Dennoch war sie so von der Veränderung überwältigt, dass ihr der Stress buchstäblich ins Gesicht geschrieben stand.

Wenn Sie den Eindruck haben, dass Ihr Kind auf die neue Familiensituation direkt körperlich reagiert, sollten Sie auf zwei Ebenen darauf eingehen:

- Zum einen müssen Sie natürlich auf die Symptome angemessen reagieren. Eine Wunde braucht ein Pflaster, ein Schnupfen braucht Nasentropfen, ein Asthmaanfall braucht Spray, Fieber braucht einen Wadenwickel. Sieht das Ganze nach mehr als einer Bagatellerkrankung aus, brauchen Sie einen Arzt. All das ist natürlich mit einem Säugling im Hintergrund unter Umständen schwierig zu bewerkstelligen, aber notwendig.
- Versuchen Sie unbedingt, auch unter solchen Bedingungen weiterzustillen. Leidet Ihr älteres Kind unter einer Infektionskrankheit, verhindert Stillen am sichersten, dass das Baby sich auch ansteckt. Gerade in den ersten Monaten erhoffen Sie sich vielleicht, etwas mehr Zeit für die Pflege des älteren Kindes zu haben, weil eine Flaschenmahlzeit erfahrungsgemäß etwas länger vorhält als Muttermilch. Aber die Rechnung geht nicht auf, wenn Sie sich am Ende um zwei kranke Kinder kümmern müssen. Wenn Sie stillen, brauchen Sie auch nicht den Kontakt des Babys mit der Schnupfennase des großen Brüderchens zu unterbinden. Die Brust liefert dem Baby die Antikörper gegen alle Keime der Umgebung gleich mit, in der es mit seiner Mutter lebt, da gehört jeder Familienschnupfen selbstverständlich dazu. Und hängt die Anfälligkeit des älteren Kindes tatsächlich damit zusammen, dass es sich an das Kleine gewöhnen muss, gelingt das umso leichter, wenn es das Baby trotz Krankheit ungehindert streicheln darf.
- Glauben Sie zu beobachten, dass Ihr älteres Kind sich körperlich ungeschickter verhält als zuvor, kaufen Sie mit ihm zusammen eine Packung besonders lustiger Kinderpflaster und eine Tube Wundsalbe, die nicht brennt. Die legen Sie bereit für die nächste Schramme. Auf die können Sie dann wahrscheinlich lange warten, weil durch eine solche Vorsorge die Tapsigkeit ihren provokativen Charakter eingebüßt hat. Das Kind spürt, dass nicht nur für das Baby gut gesorgt wird, und diese innere Beruhigung bringt es buchstäblich wieder ins Gleichgewicht.

- Auch hier wiederhole ich den Ratschlag: Binden Sie sich das Baby auf den Rücken und nehmen Sie das ältere Kind bei der Hand – buchstäblich und im übertragenen Sinne. So ist sein Platz dicht bei Ihnen nicht gefährdet, Sie können weiterhin seine „Stütze" sein. Wenn es erlebt, dass Sie ihm trotz des Babys immer noch auf die Rutsche helfen, es auf der Schaukel anschubsen und mit ihm die Böschung hinaufklettern können, fühlt es sich bei diesen körperlichen Abenteuern nicht allein gelassen und entwickelt wieder eine größere Sicherheit.

Strategie 7: Wenn Besuch kommt, mache ich mich breit!

Manchmal bekommen aber nicht nur die Eltern, sondern auch Verwandte und Freunde der Familie zu spüren, dass hier ein Kind um seinen Platz kämpft. Von einer Mutter, deren ältere Tochter seit Babytagen das Prinzesschen in der ganzen Bekanntschaft war, habe ich die tollsten Geschichten gehört, wie dieses Mädchen um seinen Status kämpfte. Sie war es nicht anders gewöhnt, als dass sie bei jedem Besuch im Mittelpunkt des Interesses stand – und damit sollte auf einmal Schluss sein? Also hat sie jeden, der sich der Babywiege näherte, am Ärmel gezerrt, ihm ihre neue Puppe unter die Nase gehalten oder ihn gelöchert, ob er ihr nicht irgendetwas mitgebracht habe. Der Mutter war das sehr unangenehm, aber sie konnte in dem Augenblick nicht mehr ungeschehen machen, dass ihre Tochter drei Jahre lang als einziges Kind im Bekanntenkreis eine Sonderstellung innegehabt hatte.

Ähnlich geht es ältesten Enkelkindern bei den Großeltern. Heutzutage ist es gar nicht mehr selbstverständlich, dass Eltern zu Großeltern werden, und wenn sie schließlich doch ein Enkelchen im Arm halten, ist es oft spät und die Aussicht auf eine größere Enkelschar gering. Also konzentriert sich die Großelternliebe auf ein einziges Kind, manchmal sogar noch im Großeltern-Doppelpack, wenn nämlich Mamas *und* Papas Eltern nur dieses eine Enkelchen haben.

Kommen nun Freunde und Verwandte zu Besuch, um das Baby zu begrüßen, wissen sie ja schon um die Stellung des älteren Geschwisterchens, und um ihm die Umstellung leicht zu machen, bekommt es natürlich auch etwas mitgebracht – oftmals nicht nur ein bisschen, sondern richtig große Geschenke.

Geschenke für das Geschwisterkind – dieses Thema habe ich ja bereits im 24. Kapitel, Seite 86ff., angeschnitten. Und es ist nun eine Sache, ob man befürwortet, dass das ältere Kind etwas geschenkt bekommt, oder ob dieses Kind solche Aufmerksamkeiten geradewegs einfordert.

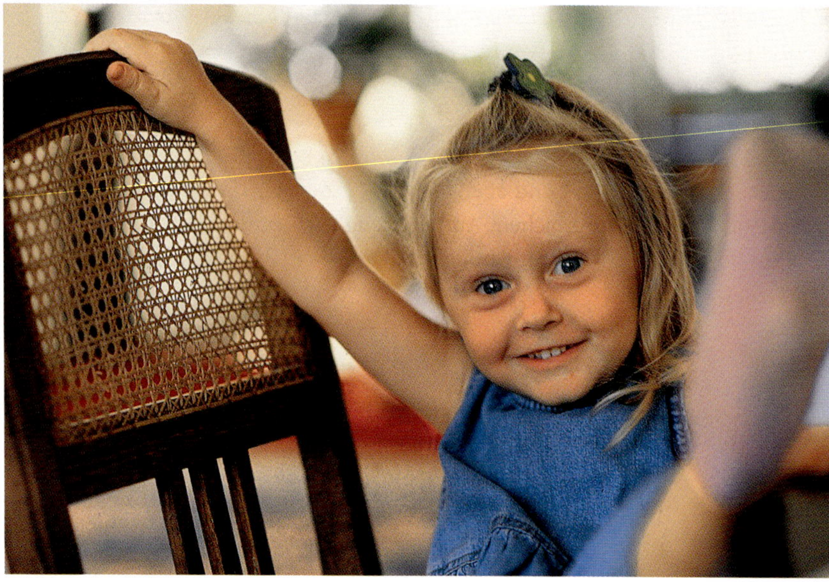

Wenn Ihr Kind einen solchen Status innehat, können Sie ihn nicht ohne weiteres ignorieren. Er hat sich über lange Zeit entwickelt und ist nicht in wenigen Wochen aufzulösen. Aber um es dem Kind leichter zu machen, seine Rolle als Prinz oder Prinzessin abzulegen und in die Rolle des älteren Geschwisterchens zu schlüpfen, können Sie ein paar Dinge bedenken:

- Versuchen Sie, das Fest der Geburt zu einem Fest zu machen, bei dem Materielles keine Rolle spielt. Stellen Sie gutes Essen auf den Tisch, schmücken Sie die Wohnung mit Blumensträußen, hören Sie Musik, die Sie mögen, nehmen Sie sich Zeit, miteinander zu spielen. Machen Sie ganz bewusst Fotos von beiden Kindern – aber schenken Sie dem Großen *nichts*. Dann kommt es gar nicht auf die Idee, dass es auch von anderen erwarten kann, anlässlich der Geburt des Geschwisterchens mit Geschenken bedacht zu werden. Wenn Sie meinen, das Kind brauche z.B. eine Puppe, mit der es Babypflege spielen kann, schenken Sie ihm diese Puppe möglichst beiläufig vor der Geburt.
- Bekommen Sie dennoch Geschenke zur Geburt Ihres zweiten Kindes, stellen Sie diese nicht als Geschenke für das Baby dar, sondern als Geschenke für Sie als Eltern. Das kann zwar schwierig sein, wenn es sich um Babyspielzeug handelt, aber Sie können immer sagen, das Baby könne ja noch gar nicht damit spielen, aber Sie könnten das Spielzeug gut brauchen, um es später damit zu beschäftigen. Sie können auch die Bekannten, die danach fragen, womit sie

Ihnen eine Freude machen können, bitten, auf explizites Babyspielzeug zu verzichten und eher auf Dinge verweisen, die tatsächlich eher Ihnen zugute kommen. Etwas Leckeres für die stillende Mutter, ein Stillkissen oder ein duftendes Shampoo für die Wochenbettzeit sind kleine oder große Wohltaten, die auch gern verschenkt werden. Oder Sie bitten um Geschenke, die zwar für das Baby gedacht, für das ältere Kind aber nicht so attraktiv sind wie niedliches Spielzeug oder süße Anziehsachen. Auf Bettzeug für das Babybett oder ein Babyphon oder ein Wickel-Set für unterwegs wird es nicht neidisch werden.

- Bitten Sie das ältere Kind, dem Besuch das Baby zu zeigen. Dann steht es selbst als „Wegweiser“ ein wenig im Mittelpunkt und fühlt sich nicht übersehen – denn ohne es würden die Großen das Baby ja gar nicht finden! Das kann zwar in der konkreten Situation schwierig werden, wenn der Besuch gerade in eine Stillmahlzeit hineinplatzt, aber mit ein wenig Geschick lässt sich auch dann das ältere Kind zur „Leitfigur“ machen.
- Drängt sich das Kind immer wieder zwischen Sie und Ihren Besuch, setzen Sie es neben sich und lassen es an der Unterhaltung teilhaben. Wenn Sie versuchen, es durch Spielzeug (oder Geschenke – s. o.!) abzulenken, wird das nur von kurzer Dauer sein und dann steht es wieder neben Ihnen. Zeigen Sie ihm aber, dass es Ihnen so wichtig ist, dass es dabei sein kann, wenn Sie sich mit Ihren Freunden unterhalten. Dann wird es wahrscheinlich nach einer Weile von selbst feststellen, dass Erwachsene langweilig sind und wird sich zu seinen Spielsachen trollen.
- Sie können auch schon kurz vor der Geburt ein hübsches Spiel besorgen und Omas, Opas und Freunde, die Sie nach der Geburt besuchen, bitten, mit dem Großen dieses Spiel zu spielen. Das hat für ein Kind einen ähnlichen Effekt, wie wenn sich Erwachsene in die Sofagarnitur fallen lassen und sich ausgiebig unterhalten – gemeinsame Aktion. Kinder unterhalten sich eben noch nicht so gern und so ausgiebig, aber ein Recht auf Gemeinsamkeit mit dem Familienbesuch haben sie auch.
- Sind Sie ein wenig fingerfertig oder haben einen guten Bastelladen in der Nähe, können Sie auch etwas vorbereiten, was Ihr älteres Kind mit dem Besuch für das Baby basteln kann. Sie können das Fenster am Babybett mit Fensterbildern dekorieren oder Sie hängen über die Wiege einen Stab, an den es gemeinsam mit Oma oder Tante ausgeschnittene Filzfiguren hängen kann. (Ein echtes Mobile ist sinnlos, weil man wegen des Gleichgewichts nicht über längere Zeit ein Teil nach dem anderen dazuhängen kann!) Eine solche Aktion verbindet Zuwendung für das ältere Kind mit Hinwendung zum Baby und kann ebenfalls verhindern, dass sich das Große übersehen fühlt.

Strategie 8: Ich mache Unsinn, dann muss die Mama sich um mich kümmern!

Hierher gehört die Geschichte mit den versteckten Windeln – oder Geschichten von weiträumig verteilter Blumenerde, komplett aufgerollten Klorollen in der Toilette, aufgeschlitzten Teddybären, in der Küche ausgekippten Mehltüten, schwungvoll bemalten Tapeten, Autos in der Waschmaschine, zerfledderten Romanen oder über den Teppichboden vertröpfeltem Babyöl. Die Aufzählung ist nicht vollständig, wahrscheinlich wird Ihr Kind dem locker die eine oder andere Idee hinzufügen.

Natürlich widmen sich auch Kleinkinder, die sich nicht mit der Ankunft eines Geschwisterchens auseinander setzen müssen, solchen Aktivitäten. Wenn es ganz still wird im Kinderzimmer, dann schwant den meisten Eltern etwas in dieser Art. Ein gut Teil dieser Einfälle geht einfach auf Forscherdrang zurück. Aber ganz so dumm sind Kinder nicht, dass sie überhaupt nicht wissen, was erlaubt ist und was nicht. Sie merken ja auch sehr schnell, dass die Mutter blitzfix das Baby in die Wiege packt und sogar brüllen lässt, wenn sie Apfelsaft in die Strumpfschublade kippen oder Duplo-Steine zum Fenster hinauswerfen.

Beobachten Sie bei Ihrem Kind solche Einfälle?

- Dann übersetzen Sie die Aktion zunächst in die Mitteilung: Ich möchte, dass du mich bemerkst. Und fragen Sie sich, ob es nicht möglich ist, dem Kind im Alltag etwas mehr Aufmerksamkeit einzuräumen. Diese Aufmerksamkeit muss nicht darin bestehen, sich unentwegt mit ihm zu beschäftigen. Aber wenn Sie sich z.B. viel mit ihm unterhalten, während Sie das Baby versorgen oder Hausarbeit erledigen, wird es sich nicht so sehr an den Rand gedrängt fühlen. Außerdem ist dieses sprachliche Begleiten seines Alltags eine wichtige Voraussetzung dafür, dass es später einmal in der Lage ist, Sprache und Texte zu verstehen und sich selber angemessen ausdrücken zu können.
- Regen Sie sich nicht allzu sehr auf über solche Aktionen. Je mehr das Kind merkt, dass es Sie damit in Rage versetzen kann, umso attraktiver werden sie. Wenn Sie das Mehl auf dem Küchenfußboden auch der Verzweiflung nahe bringt – bleiben Sie ruhig: „Du, das ist aber kein Schnee! Das ist Mehl, und eigentlich wollte ich Kuchen daraus backen. Das geht jetzt nicht mehr. Jetzt müssen wir es wegsaugen!" Nehmen Sie den Staubsauger und entfernen Sie die Sauerei. Lassen Sie das Kind nur mithelfen, wenn kein neues Spiel daraus wird. Sonst wird es ja noch für seine Provokation belohnt.

- Verkneifen Sie es sich, in Gegenwart des Kindes anderen entweder belustigt oder empört von seinen Heldentaten zu berichten. Dann spürt das Kind, dass es sich so den Großen ins Bewusstsein rufen kann und denkt sich flugs etwas Neues aus. Erzählen Sie lieber davon, wie lieb es das Baby gestreichelt hat und was es Schönes für das Schwesterchen oder Brüderchen gebastelt hat.
- Schauen Sie genau hin, welcher Art der Unsinn ist, den Ihr Kind anstellt. Ist es von Forscherdrang beseelt? Oder von Zerstörungslust? Richtet sich diese auf Dinge, die ihm selber, Ihnen als Eltern oder die dem Baby gehören? Zunehmender Forscherdrang braucht vielleicht eine Expedition in den Wald oder einen neuen Baukasten, Zerstörungslust verweist auf Wut und dann sollten Sie noch einmal unter Strategie 3 nachschlagen. Macht das Kind Dinge kaputt, die das Baby von Oma geschenkt bekommen hat, organisieren Sie vielleicht einen exklusiven Besuch bei den Großeltern, und macht es seine eigenen Sachen kaputt, räumen Sie unter seiner Mithilfe seine Spielecke ein wenig um und zeigen ihm, dass Ihnen seine Sachen genauso wichtig sind wie die Windeln und Strampelhöschen vom Baby.

Jetzt habe ich Ihnen eine Menge Ratschläge gegeben – was ich Ihnen nicht geben kann, ist die Garantie, dass sie alle funktionieren. Und es gibt sicher auch noch viele andere Möglichkeiten, auf Eifersucht im Kinderzimmer zu reagieren. Sollten Sie vor der Situation stehen, dass Ihr älteres Kind deutlich sichtbar eifersüchtig wird, müssen Sie in jedem Fall auch selber überlegen, was Ihr Kind damit signalisiert und was es braucht.

Dazu ein paar grundsätzliche Überlegungen:

- Kinder wollen wahrgenommen werden.
- Kinder – wie alle anderen Menschen auch – wollen gebraucht werden.
- Kinder wollen so anerkannt werden, wie sie sind.
- Kinder wollen aber auch gefordert werden.
- Kinder brauchen Hilfe beim Benennen und Sortieren ihrer Gefühle.
- Kinder brauchen Grenzen, um ihre eigene Form spüren zu können.

Und auch, wenn sie eifersüchtig sind und uns Erwachsenen unendlich Leid tun, brauchen sie *nicht* jeden Wunsch erfüllt zu bekommen!

Ausblick – Über die Verschiedenheit der Menschen

Jetzt haben Sie viel gelesen über das Leben mit zwei Kindern, Gedanken über Schwieriges und über Schönes, über praktische Fragen und psychologische Hintergründe.

Aber auf eines habe ich Sie nicht vorbereiten können: Auf das Abenteuer mit Ihrem eigenen Kind, Ihrem zweiten. Es bleibt ein Abenteuer, sosehr Sie auch gedanklich und praktisch vieles vorwegnehmen können, was im Leben mit zwei Kindern auf Sie zukommen wird. Denn jedes Kind ist selber eine einmalige Überraschung.

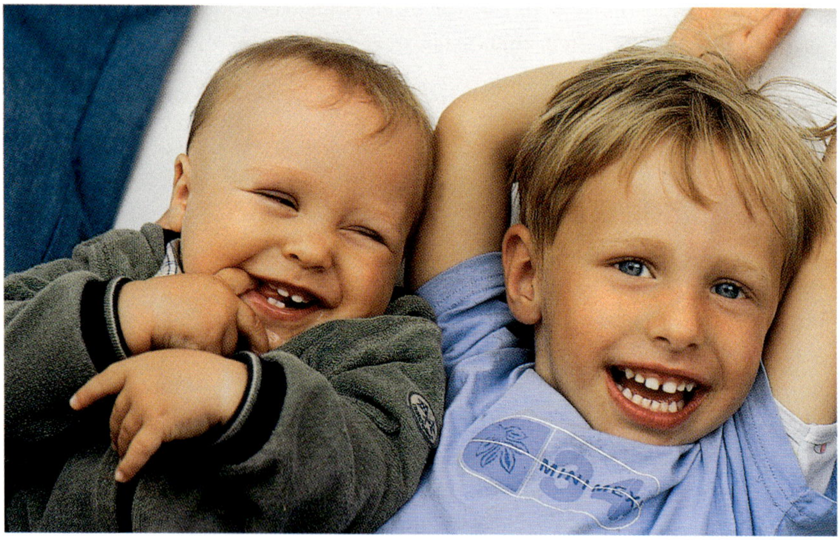

Beim ersten Kind können junge Eltern immer noch glauben, diese Überraschungen seien der eigenen Unerfahrenheit zuzuschreiben; hätten sie mehr gewusst, wären sie ein bisschen weniger überrumpelt gewesen. Dann hoffen sie beim zweiten, die Sache besser im Griff zu haben. Mit vielen praktischen Dingen mag das wirklich so sein. Aber dann schauen sie ihre Kinder an und stellen fest: Es ist doch alles ganz anders. Das Baby ist ein ganz anderer Mensch als das größere Kind, es hat seinen eigenen Blick, sein eigenes Temperament, seine eigenen Ziele, sein eigenes Recht.

Die Pädagogik hat uns über Jahrzehnte weg glauben gemacht, durch gezielte Entscheidungen unsere Kinder formen zu können. Generationen von Eltern haben sich bemüht, alles richtig zu machen – und was geschah? Die Kinder wurden doch so, wie sie selber wollten. Jedenfalls weitgehend.

Nun bin ich nicht der Meinung, dass es beliebig ist, wie man mit Kindern umgeht, ganz und gar nicht. Eltern sollten viel über die Eigenheiten und Bedürfnisse von Kindern wissen, damit sie ihnen einen angemessenen Rahmen zum Aufwachsen bieten können. Das ist gut und wichtig – so wie es gut und wichtig ist, einen alten Menschen in seinen Lebensbedürfnissen ernst zu nehmen.

Es ist ein Stück Respekt vor der Individualität des anderen, kein Werkzeug, um ihn zu formen. Wenn mein Mann und ich unsere Kinder in einem Haus mit großem Garten haben aufwachsen lassen, viel Bastelmaterial zur Verfügung gestellt haben, Musikunterricht angeboten und Unterstützung für die Schularbeiten gewährt haben, dann war das der Dünger, den wir unseren Pflänzchen zur Verfügung gestellt haben, nicht ein Entwicklungsprogramm – und sie haben sehr Verschiedenes daraus gemacht. Die endgültige Gestalt dieser Pflanzen ist noch nicht zu sehen, aber dass es nicht nur verschieden große Exemplare der gleichen Sorte Mensch geworden sind, das ist schon offensichtlich.

Ich selber empfinde es so, dass man dem einzelnen Kind gegenüber mehr Respekt empfinden kann, wenn es eben nicht nur dieses eine gibt. Eltern, die nur ein Kind haben, wissen natürlich auch, dass dieses eine Kind hätte ganz anders werden können.

Aber diese Andersartigkeit in Fleisch und Blut zu erleben, macht jedes der Kinder zu einem noch größeren Wunder.

Dass Sie dieses Wunder an Ihren Kindern erleben können, das wünsche ich Ihnen.

Literatur

- Chamberlain, David: Woran Babys sich erinnern. Die Anfänge unseres Bewusstseins im Mutterleib, Kösel, München 1998.
- Feyl, Renate: Die profanen Stunden des Glücks, Heyne, München 2002.
- Gerber, Magda / Johnson, Allison: Ein guter Start ins Leben. Ein Leitfaden für die erste Zeit mit Ihrem Baby, Arbor Verlag, Freiamt 2002.
- Hilsberg, Regina: Körpergefühl. Über die Wurzeln der Kommunikation zwischen Eltern und Kind, Rowohlt, Reinbek beim Hamburg 1985.
- Hilsberg, Regina: Mehr Zeit für die Familie. Wie Sie den Alltag richtig organisieren, Rowohlt, Reinbek bei Hamburg 1999.
- Hilsberg, Regina: Schwangerschaft, Geburt und erstes Lebensjahr. Ein Begleiter für werdende Eltern, Rowohlt, Reinbek bei Hamburg, neu überarbeitet 2000.
- Hrdy, Sarah Blaffer: Mutter Natur, Berlin Verlag, Berlin 2002.
- Kirkilionis, Evelin: Ein Baby will getragen sein, Kösel, München 2002.
- Largo, Remo H.: Babyjahre. Die frühkindliche Entwicklung aus biologischer Sicht. Das andere Erziehungsbuch, Piper, München, akt. Neuausgabe 2001.
- Largo, Remo H.: Kinderjahre. Die Individualität des Kindes als erzieherische Herausforderung, Piper, München 2000.
- Leboyer, Frédérick: Geburt ohne Gewalt, Kösel, München 1999.
- Pikler, Emmi / Falk, Judith / Tardos, Anna: Miteinander vertraut werden. Erfahrungen und Gedanken zur Pflege von Säuglingen und Kleinkindern, Arbor Verlag, Freiamt 2002.
- Rich Harris, Judith: Ist Erziehung sinnlos? Die Ohnmacht der Eltern, Rowohlt, Reinbek bei Hamburg 2002.
- Rijt, Hetty van de / Plooij, Frans X.: Oje, ich wachse! Von den acht „Sprüngen" in der mentalen Entwicklung Ihres Kindes während der ersten vierzehn Monate und wie Sie damit umgehen können, Goldmann, München 1998.
- Rollin, Marion: Typisch Einzelkind. Das Ende des Vorurteils, Hoffmann und Campe, Hamburg 1990.
- Spillmann, Uwe: Runas Geburt. Meine Schwester kommt zur Welt, mit Illustrationen von Inge Kamieth, Eigenverlag, Hildesheim 2001.
- Stadelmann, Ingeborg: Die Hebammen-Sprechstunde. Einfühlsame und naturheilkundliche Begleitung zu Schwangerschaft, Geburt, Wochenbett und Stillzeit mit Heilkräutern, homöopathischen Arzneien und ätherischen Ölen, Eigenverlag, Ermengerst, 14. Auflage 2002.

Adressen

ABC-Club
Internationale Drillings- & Mehrlings-Initiative e.V.
Büro Hannover · Bethlehemstraße 8 · 30451 Hannover
Tel.: 0511/215 19 45 · Fax: 0511/210 14 31
Mail: ABC-Club@t-online.de · Internet: www.abc-club.de

Arbeitsgemeinschaft freier Stillgruppen
AFS-Geschäftsstelle
Rüngsdorfer Straße 17 · 53173 Bonn
Tel.: 0228/350 38 71 · Fax: 0228/350 38 72
Mail: geschaeftsstelle@afs-stillen.de · Internet: www.afs-stillen.de

Berufsverband Deutscher Laktationsberaterinnen
IBCLC e.V.
Saabrückener Straße 172 · 38116 Braunschweig
Tel.: 0531/250 36 90 · Fax: 0531/250 69 91
Mail: bdl-sekretariat@t-online.de · Internet: www.bdl-stillen.de

DIDYMOS GmbH (Tragetücher)
Frau Erika Hoffmann · Alleenstraße 8 · 71638 Ludwigsburg
Tel.: 07141/92 10-24 · Fax: 07141/92 10-26
Mail: eh@didymos.de · Internet: www.didymos.de

Gemeinsame Elterninitiative Plötzlicher Säuglingstod e.V.
Rheinstraße 26 · 30519 Hannover
Tel./ Fax: 0511/838 62 02
Mail: geps-deutschland@t-online.de · Internet: www.sids.de

Gesellschaft für Geburtsvorbereitung, Familienbildung und Frauengesundheit
Bundesverband e.V.
Antwerpener Straße 43 · 13353 Berlin
Tel.: 030/450 269 20 · Fax: 030/450 269 21
E-Mail: gfg@gfg-bv.de · Internet: www.gfg-bv.de

Initiative REGENBOGEN „Glücklose Schwangerschaft“ e.V.
Hauptgeschäftsstelle · In der Schweiz 9 · 72636 Frickenhausen
Hotline: 05565/13 64
Mail: BV@initiative-regenbogen.de
Internet: www.gluecklose-schwangerschaft.de

La Leche Liga Deutschland e.V.
Dannenkamp 25 · 32479 Hille
Tel.: 0571/489 46 · Fax: 0571/404 94 80
Hotline: 06851/25 24 (Stillberatung)
Mail: Beratung@lalecheliga.de · versand@lalecheliga.de · info@lalecheliga.de
Internet: www.lalecheliga.de

Netzwerk zur Förderung der Idee der Geburtshäuser in Deutschland e.V.
Netzwerk Geschäftsstelle · Kaiser-Karl-Ring 25 · 53111 Bonn
Tel.: 0228/721 88 98 · Fax: 0228/721 88 95
Mail: info@geburtshaus.de · Internet: www.geburtshaus.de

VAMV-Bundesverband e.V. · Verband alleinerziehender Mütter und Väter
Hasenheide 70 · 10967 Berlin
Tel.: 030/695 978-6 · Fax: 030/695 978-77
Mail: kontakt@vamv-bundesverband.de · Internet: www.vamv.de

Verband der Windeldienste in Europa e.V.
Bundesgeschäftsstelle · Frau Dagmar Dederichs
Neunhauser Straße 12 · 51491 Overath
Tel. 02206/85 85 79 · Fax: 02206/95 08 42
Hotline: 0800/0946335
E-Mail: verband@windelservice.net · Internet: www.windie.net

Sach- und Personenregister